抗衰防老

健康长寿之道

黄世敬 楚非 肖萍 编著

ANTI-AGING

*The Way to
Good Health and
a Long Life*

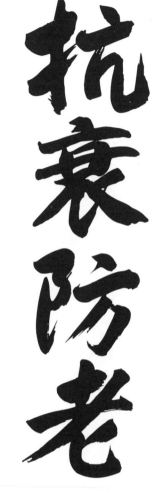

U0252399

科学出版社

北京

内 容 简 介

本书作者具有多年丰富的老年病临床经验，基于中医"天人合一"思想，主张顺应自然调摄养生，以提高老年生活质量为中心。全书共分为4章，介绍衰老的定义、病因、衰老相关疾病和如何抗衰防老。分别从中医角度解读古籍对男女不同的生命节律、变化周期、天年的论述，诠释了从生长到衰老的全部生命过程；从中西医角度分别阐述分析了衰老的成因；以中医的独特视角和思维方式为读者解读常见衰老相关疾病的病因和病机；论述了中西医抗衰防老的优势，介绍了抗衰防老的食疗与药膳以及抗衰防老的经典中药和方药，对大众抗衰防老、延年益寿具有指导性和实用性。

本书观点新颖，语言简洁，通俗易懂，兼顾科学性和趣味性。适用于对衰老话题感兴趣的各界读者，特别是广大中老年人、亚健康者和养生爱好者。

图书在版编目（CIP）数据

抗衰防老：健康长寿之道 / 黄世敬，楚非，肖萍编著 . —北京：科学出版社，2023.12

ISBN 978-7-03-077133-9

Ⅰ.①抗… Ⅱ.①黄…②楚…③肖… Ⅲ.①长寿－保健 Ⅳ.① R161.7

中国版本图书馆 CIP 数据核字（2023）第 217057 号

责任编辑：刘　亚　曹丽英 / 责任校对：张小霞
责任印制：霍　兵 / 封面设计：重庆市别境文化传播有限公司

科 学 出 版 社 出版
北京东黄城根北街 16 号
邮政编码：100717
http://www.sciencep.com
天津市新科印刷有限公司印刷
科学出版社发行　各地新华书店经销
*
2023 年 12 月第 一 版　开本：720×1000　1/16
2024 年 11 月第二次印刷　印张：11 1/4
字数：100 000
定价：**59.80 元**
（如有印装质量问题，我社负责调换）

随着时代的进步，经济和科技的发展，人们从对物质需求转向对美好生活的向往，对健康长寿这一永恒话题的关注达到了新的高度，医理药学，备受瞩目。

医学是人学，无分中西，以人为本，在自然哲学引领下一切以"人"为对象的学问皆与医学相关。人有生必有死，无有相生，是自然法则。医学是研究生命的，医家熟谙医理人文，从而感悟自然大道，医药互证，医理通达恒变，药物运化顺应常态，为由死向生的延续预期，以求顺其自然，健康长寿。

中医药学源远流长，几千年来汲取中国传统哲学与科技文明精华，卓有成效地将司苍生性命与疗伤治病相结合，是全球唯一全面系统传承、从未间断割裂的民族医学，是中华文明的瑰宝及文化传承的载体，并以本草学、方剂学、四诊法、针灸等发明奉献于人类世界。自现代化引领开始，迎来了世界范围内的崭新时代，随着国之强大，文化再次回归，医道守正传承。

我国早在1999年就进入了老龄化社会，人口老龄化进程仍在加速。此书作者为建立积极老龄化，"促进优雅的老法"，普及抗衰防老知识，集现代医学抗病防衰之成就，通俗晓理；汇中医传统养生防老之理法，实用普及。此书内容涉及衰老的发生机制、衰老引发相关疾病、中西医防衰抗老应对策略，更有食疗药膳及中药成方，"道术和合"，深入浅出，图文并茂，兼顾科学性和趣味性。愿大众健康，能抗衰防老，能皆度百岁，尽享天年。虽在病中，不敢懈怠，谨志数语，乐观厥成。

北京中医药大学1956级学生

中央文史研究馆馆员

中国工程院院士

中国中医科学院前院长

癸卯仲夏

序
二

　　古往今来，健康长寿都是人们的美好愿景。人们在生老病死的生命长河中不断摸索、探究，以寻求让人老而不衰、衰而不病的神奇奥秘。当人们发现衰老是罹患多种老年病的关键因素，进而成为影响人体身心健康和寿命的最大威胁时，抗衰老对促进人类健康长寿就有了巨大的作用和意义。

　　激发生命活力，促进延年益寿既是宗旨也是使命。中国抗衰老促进会自成立以来始终坚持以促进会为主导、以抗衰老为主题、以专家团队为主力，在抗衰老传承、创新、发展方面，积极发挥平台、窗口、纽带、桥梁作用，促进抗衰老事业为人们健康长寿贡献力量。

　　当前，我国正处于老龄化阶段，且老龄化程度持续加深。人口老龄化对社会运行各方面的可持续发展都提出了巨大挑战，究其原因正是衰老导致老龄人口健康状况下降，持续增加的老龄人口势必给家庭和社会带来巨大的养老压力。衰老不仅使身体功能减退，也是老年慢性疾病高发多发的最大危险因素，最终可导致患者死亡。

面对如此严峻的老龄化形势，应当从治未病角度出发，采取积极有效的主动抗衰老措施以延缓功能衰退，以实现老龄人口不得病、少得病、晚得病、不得大病、得病后能够很快康复的健康老龄化的目标。这完全符合《国家积极应对人口老龄化中长期规划》所强调的要提高老年人的生活质量和生命质量的要求。

治未病是中医药应对衰老的精髓和根基。现代医学对衰老成因的不同学说，虽有东西文明之不同，但医者仁心，自不分中西。此书，笔者从两种医学角度对衰老的发生、危害，以及健康长寿之道进行悉心剖析与凝练，其文言简意赅，其内容深入浅出，其道客观有据，其法普惠于民。在此，特别感谢作者对抗衰老事业所作的贡献，故致此序，以敬勉之。

中国抗衰老促进会理事长、党支部书记　刘仁富

2023年8月

千百年来，人类孜孜以求健康长寿的真谛。从秦始皇派徐福东渡寻求不老仙药，到如今各种养生保健方法，人们对抗衰防老的追求从未止步。而随着科学的进步，我们逐渐了解到：衰老是随着年龄的增加，人体各组织器官逐渐出现、普遍发生，且不可避免的退行性变化过程；衰老是生命过程中不可抗拒的自然规律；衰老是普遍发生的生物学过程，并且在此过程中将伴随着机能的衰退和疾病的发生。生活经验告诉我们：随着衰老的进展，与之伴随的高血压、糖尿病、冠心病、血脂异常、动脉粥样硬化、恶性肿瘤、阿尔茨海默病（俗称老年痴呆）、骨质疏松等严重影响生活质量、缩短机体寿命的疾病也将如影随形。而这一切都将成为个人、家庭，乃至社会医疗资源的沉重负担。

读了上面这些内容你也许会心生沮丧，认为我们对衰老可以说是无计可施。但值得庆幸的是，科学家对于衰老本质的研究为我们点燃了希望：他们认为衰老虽然是内在的自发过程，但外界条件却可以加速或延缓这一过程。这也解释了为什么在同一类生物中，不同个体间衰老的进程是不同的，尤其是在生命后期，这种差异将更加明显。既然我们可以影响衰老的进程、降低衰老的速度，那么如何抗衰防老就值得我们深入讨论。鉴于上述种种，笔者将在本书中诚挚地为各位读者阐述"什么是衰老"、"中西医对衰老成因的不同解释"、"由衰老所引发的多种疾病"，以及"如何抗衰老"等内容。在具体的章节中更是涉及"祖国医学对于男女生命节律的认识"、"中西药在抗衰老方面的差异"、"衰老所引发的代谢紊乱、退行性病变、免疫失调"、"抗衰老经典方药"等内容。值得一提的是：由于本书各部分内容相对独立，时间充裕的情况下您可以按照章节顺序依次阅读，倘若精力所限也可以直接跳至您所感兴趣的章节，相信这丝毫不会影响您的阅读体验。

最后，笔者在这里诚恳地希望各位读者朋友能够通过阅读本书对人类生命的自然规律、身心一体的观念、中西药抗衰老的各自优势等均有一个系统而客观的认识。愿我们每一个人在经历生、长、壮、老、已的生命过程时，都能坦然面对。

编著者

2023年7月

目 录

 什么是衰老

贰 为什么会衰老

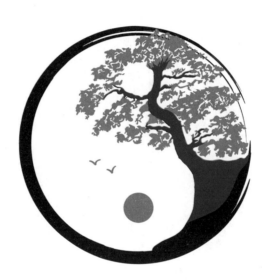

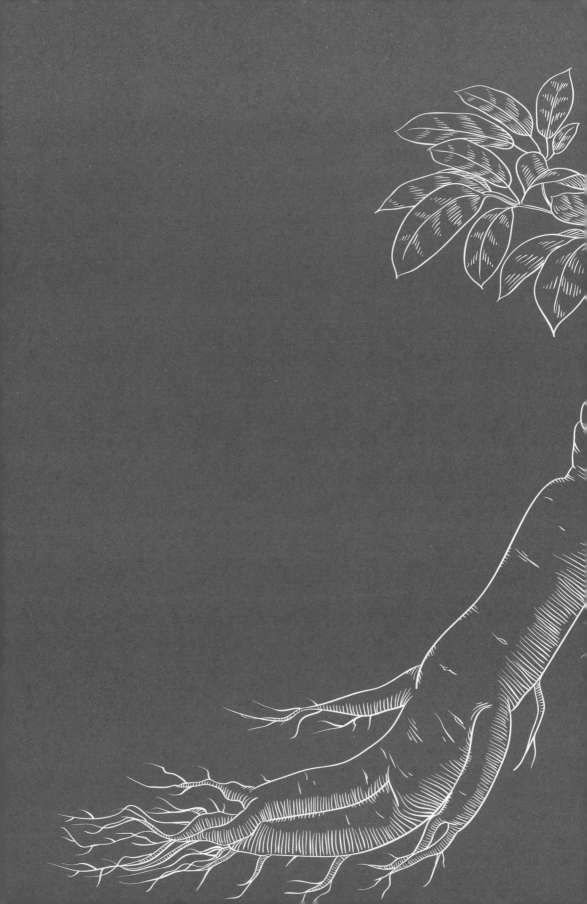

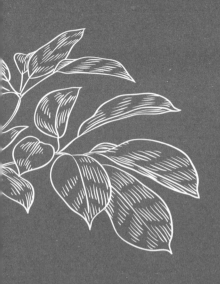

壹

【第 一 章】

什
么
是
衰
老

在本章中，您将看到中西医分别是如何看待衰老的。现代医学通过给衰老下定义、揭示人体不同系统的老化进程来向人们解释衰老这一现象。而中医则通过对经典古籍《黄帝内经》中所记载的内容，与读者一同理解衰老。在解读古籍的过程中，读者不但可以了解到男女不同的生命节律、变化周期，还能得知百年人生以每十年为一阶段的不同身心特点。在了解衰老这一生命现象的同时，您将对自己、父母、配偶、子女，在生命各个时期的生理、心理特点有一个更加深入的认识。未知令人恐惧，而当生命的进程与规律被智慧的古人以生动的描述展现于我们面前时，衰老便成为一个值得我们关注的现象、一个值得我们研究的命题。

　　亲爱的读者朋友，是什么让你开始关注衰老呢？是眼角的第一道皱纹，皮肤上突显的暗沉，两鬓悄然而至的白发？还是工作、生活中猝不及防的无力感？无论哪种情境，终有那么一瞬，我们觉得自己不再年轻，甚至觉得身心俱疲、力不从心这些形容词用在自己身上再合适不过。就像我们的父母，曾经是那么无所不能，为了子女好像永远不知疲倦。可如今他们身姿不再挺拔，取而代之的是时常往返于医院，并与大把的药片为伴。父母的衰老使我们忧心忡忡，自身的衰老令我们不知所措。那么，到底什么是衰老？我们将从中西医不同角度来回答这个问题。

第一节 西医说衰老——给衰老下个定义

西方医学认为：衰老是生物随着时间的推移，自发出现的必然过程，它是复杂的自然现象，表现为结构和功能衰退，适应性和抵抗力减退。这一过程使原本健康的、不需要医疗就能很好生活的年轻人逐渐成为健康逐渐恶化、死亡风险随之上升的老年人。

其实衰老是一个十分复杂的生命演变过程，包括身体的形态、组织器官的功能以及机体对环境的适应能力等一系列退行性变化。衰老本身不是疾病，但它却与疾病有着密切的关系。衰老过程将不可避免地伴随各种功能的降低、代偿功能的低下，从而难以保持人体内部的稳定状态，衰老的机体更易致疾病的发生。

大量研究表明，90% 成年人疾病都与衰老密切相关。正如大家看到的，随着年龄的增加，高血压、糖尿病、冠心病、血脂异常、恶性肿瘤、阿尔茨海默病、退行性骨关节病、前列腺增生等发病率会明显升高。更加令人不安的是：上述疾病的发生正呈现年轻化趋势，你可以把这理解为因个体差异所表现出的过早衰老。

一、衰老来得比你想象得早

松弛的皮肤、早生的华发、僵硬的身体、迟钝的思维，以及一颗脆弱而敏感的心。在这一切发生之前，衰老其实早已悄然而至。生活中，我们习惯于通过外表来判断一个人是否衰老，其实在你发现蛛丝马迹之前，体内的变化早已发生。

1. 呼吸系统的老化

呼吸系统的老化自 30 岁时开始，主要表现为鼻、咽、喉、气管、支气管等器官的黏膜变薄，腺体萎缩，弹性组织减少，防御功能减弱，肺泡面积减少，气体交换能力下降等。呼吸系统的组织形态老化，是肺部感染、肺气肿、肺结核、肺癌等呼吸系统疾病发病的主要因素。

2. 内分泌系统的老化

人体内的生长激素具有抑制脂肪堆积、提高骨密度、改善肾功能、促进肝脏分泌胰岛素样生长因子等功能。进入性成熟期之后，生长激素的分泌量即开始下降，代表人体心、肾等脏器功能也开始老化，患骨质疏松、糖尿病、冠心病等疾病的机会相应增加。女性自 35 岁开始，雌二醇水平急速下降；男性自 40 岁开始，睾酮水平开始下降。雌二醇和睾酮水平的降低，可引发更年期综合征、高脂血症、冠心病、心绞痛、骨质疏松症等多种疾病。

3. 泌尿系统的老化

泌尿系统的老化主要表现为，肾小球数目自 40 岁起便开始减少，60 岁时可减少至 50%。泌尿系统的老化与免疫功能的降低，使泌尿系感染的风险上升。随着年龄的增长，肾功能逐渐下降，加之高血压、糖尿病、血脂异常、高尿酸等多重因素影响，容易造成慢性肾衰竭。

4. 代谢功能的老化

40 岁前后，胰岛功能开始减退，致空腹血糖和餐后血糖水平随着年龄的增加而升高，机体逐渐出现糖代谢紊乱。另外，随着年龄的增长，机体抗氧化能力不断下降，体内增多的自由基可直接损伤细胞并影响基因表达。目前公认的与自由基损伤密切相关的疾病包括心脑血管疾病、自身免疫性疾病、恶性肿瘤等。

5. 神经系统的老化

大脑的重量在人体发育到性成熟时重约 1400g，但 60 岁时将减少 6%，80 岁减少 12%。那些让你拥有乐观心态和良好睡眠的去甲肾上腺素在 30 岁时便开始下降。同样在 30 岁开始减少分泌的多巴胺、5- 羟色胺，可导致阿尔茨海默病和帕金森病的发生。能够让人产生愉悦感的多巴胺到了 60 岁时甚至下降到原来的一半水平。

6. 心血管系统的老化

心血管系统的老化主要表现为心脏功能减退、心脏重量增加、动脉粥样硬化、微循环障碍等。60 岁的老年人较 30 岁时心脏重量可增加 25%，而心排血量却下降 30% 左右。微循环自 30 岁起开始出现老化，表现为微血管曲折纤细、血流变慢，容易形成微血栓。而动脉粥样硬化在 35 岁左右发展最快，若不进行积极有效的干预，40 岁以后高血压、冠心病、微循环障碍等的发病率将明显上升。

二、衰老为何与疾病总是如影随形

衰老是每个人必经的阶段。随着衰老的来临，老年人身体功能全面衰退，新陈代谢减慢，消化能力也降低，过往隐藏的病理状态也会逐渐显露，各种疾病纷纷找上门。一旦衰老来临，身体就会出现各种各样的问题，比如记忆力下降、心肺功能下降、腰腿疼痛、睡眠质量大打折扣等，尤其是 60 岁之后，这些症状会尤其明显。现实生活中，也有不少人感觉到似乎一到 60 岁，身体便呈"断崖式"衰老。

根据我国实际情况，中华医学会老年医学分会把年满 60 岁作为我国的老年标准。人的年龄在 45～59 岁为老年前期或初老期，60～89 岁为老年期，90 岁以上为长寿期，可见衰老并不是从 60 岁开始，而是从 40 岁左右就开始。

对于中老年人来说，老化无时无刻不在发生，而老年人是青壮年的延续，有些老年病其实在青壮年的时候就已经存在，到了老年期，因整体功能的衰退会表现得更加明显，伴随而来的退行性老年病发病率也逐渐攀升。因此老年人患病不仅比年轻人多，而且还有它自身的特点。

1. 衰老是老年病发生的共同危险因素

所谓老年病是指随着人的年龄增加而发病率明显升高，且与衰老密切相关的疾病总称，属于慢性病的范畴。老年病大多属于退行性疾病，是在人体组织器官老化和生理功能减退的基础上发生的，是一种病理状态。大量研究表明：衰老与老年病的发生是紧密联系的过程，是老年病发生的共同危险因素，正是由于衰老与老年病存在因果关系，才难以区分生理性衰老与病理性衰老的界限。

机体的退行性改变是老年病与衰老的共同生理病理基础。衰老不仅表现为各种生理功能的下降，而且常常导致各种各样的疾病，可以说衰老为疾病提供了广阔的背景。衰老得越快，老年病发病就越早。而疾病和不良生活方式又可以是人体衰老的加速器。研究证明，衰老的速度25%取决于基因，75%取决于生活方式。从现实情况来看，老年病的发生普遍呈现明显的年轻化趋势。

2. 衰老既是独立的状态，又与疾病相互依存

衰老是一个自然的过程，是一种状态，衰老是疾病的开始。形象地说，衰老与疾病是两条轨道上跑的车，但又随时可能发

生变轨、并轨。一方面，衰老是疾病的温床，会形成或促发某些疾病；另一方面，疾病又可能助推衰老的进程和加重程度。但无论有没有疾病，到了一定年龄，身体毫无例外地都将处于持续的衰老过程中，衰老积累到一定程度，通常会滑入"无疾而终"的境地，当然，不排除疾病在其中充当了"扳机子"角色，触发了"多米诺骨牌"效应（医学术语是由多器官衰弱演化为多器官衰竭）。

现代医学证实的老化起始年龄也许颠覆了我们以往的认知。其实，在人体达到成熟期后，机体的细胞组织器官便开始老化了。当累积到一定程度后，便会表现出衰老的症状。而且，衰老是真核生物（包括真菌界、植物界、动物界）普遍存在的现象，任何生物个体都不可避免地走向衰老和死亡。而衰老的程度越重，机体的生理功能也就越差，发生疾病的概率也就越高，生活质量随之降低，个体的寿命也就越短。那么，对于衰老，中医又是如何认识的呢？

第二节　中医说衰老——衰老是个什么样

　　在介绍中医如何认识衰老之前，不妨先看看古人是怎样解释"衰"字的。《说文·衣部》中记载："衰，草雨衣。"本指草编的雨衣，即蓑（suō）衣，因此"衰"是"蓑"的本字。蓑衣不同于一般的衣物，由于用草编织而成，倘若经常淋雨便会逐渐残败。古人善于取象比类，故借此表示破败、衰败之意。又如，古人将"衰"视为"哀"字添一横，意为旧伤未愈又添新痕，以此来比喻形势越来越糟，即哀上加哀是为"衰"。可见，古人也认为"衰"是一个由强盛逐渐转向微弱的过程，并常常用来形容力量、事业、体质等方面的衰退、没落。通过阅读大量典籍我们会发现：中医往往是通过人体形态、功能衰退的征象来解释衰老的，也就是通过衰老的表现来阐述衰老，其中最著名的当属《黄帝内经》中所描述的内容。

一、女七男八——生命是一个周期

关于人的生长、衰老本质，《素问》《灵枢》对衰老的过程、表现、机制就有着经典的描述。《素问·上古天真论》中记载了女子以七年为周期、男子以八年为周期，经历一个生、长、壮、老、已的变化，描述了人体生长和衰老的过程。由于古人的医学著作都是通过文言文记载，对现代人来说就像是一部被加密的经典，阅读时不免困难重重。因此，我们将以逐句解读方式，与大家一同领略古人微言大义的行文以及博大精深的智慧。首先，我们一起拜读原文。

> 女子七岁，肾气盛，齿更发长。二七而天癸至，任脉通，太冲脉盛，月事以时下，故有子。三七，肾气平均，故真牙生而长极。四七，筋骨坚，发长极，身体盛壮。五七，阳明脉衰，面始焦，发始堕。六七，三阳脉衰于上，面皆焦，发始白。七七，任脉虚，太冲脉衰少，天癸竭，地道不通，故形坏而无子也。

下面，我们逐句解读：

女子七岁，肾气盛，齿更发长。

古人认为女子以 7 年为一个生理周期，也就是每 7 年会发生一次生理变化。这里的"七岁"指虚岁，而我们现代人所说的"周岁"是指从出生到计算时为止所经历的周年数，也称"实足年龄"。女子到了 7 岁，肾精化生为肾气开始推动生长发育。你可以把肾精理解为礼花弹中的火药，而把肾气理解为点燃礼花弹后产生的能量，也就是物理学中的做功。旺盛的肾气推动女子生长发育，外在表现就是换牙、头发变得黑而密。通过生命早期的这些变化，我们不难看出牙齿和毛发的生长与肾精、肾气息息相关。成年人的须发早白、牙齿松动其实与透支肾精、肾气衰败有很大关系。

二七而天癸至，任脉通，太冲脉盛，月事以时下，故有子。

二七即 14 岁，这里的"天癸"按照字面的意思解释就是先天赋予的神秘物质，你可以狭义地理解为雌激素。任脉是女性生殖功能的基础，就是武侠小说中经常要打通的任督二脉里的一条，自古被赋予神秘色彩。由于任脉环绕口唇，因此这条经脉的畅通以及气血充足的女性就会拥有丰满、娇艳的嘴唇。从这个角度看，西方人发明了口红让女性看起来性感就显得有据可循了，性感代表着强大的生育能力，正好切中男性审美。

而太冲脉是女性行经的关键。太，有大的意思。冲脉就像波浪一样，每 28 天为一个周期，波峰月经至、波谷月经退。太冲脉沿肚脐两旁上行，散布于胸中，再经咽喉环绕口唇。所以，此脉气血充足的女性乳房丰满且挺拔。男性不会因月经而定期失血，太冲脉的气血更为盛大，因此环绕口唇处会长有胡须。日常生活中我们会看到一些月经紊乱的女性"长胡子"，这不是气血充足的表现，而是该下行的气血病态上行所致。

通过上述内容不难发现：天癸至，任脉通，太冲脉盛，这三个条件非常重要，不但关系到女性正常的月经、健康的生殖、曼妙的身姿，还是影响女性衰老和罹患疾病的关键。

三七，肾气平均，故真牙生而长极。

三七，即 21 岁，也可以理解为生命冲顶的时刻。由于肾气分为肾阴和肾阳，肾气平均就是阴阳平均，体现在两个方面就是真牙和头发。真牙就是智齿，古人把牙齿称为"骨余"，肾主骨，智齿是肾气有余的体现。而肾水生肝木，肾气有余，肝血就充足，头发就长得快。成年后的牙齿、头发问题则体现了肾气的虚衰。

四七，筋骨坚，发长极，身体盛壮。

女性在 28 岁到达生理巅峰。肝主筋、肾主骨，筋骨的坚韧体现了肝肾功能的强大。发为肝血之余，乌黑闪亮的秀发像黑色锦缎一般。此时的身体状况达到生理顶峰，生儿育女的重任尽可能在此之前完成。值得注意的是：凡是人体与弹性相关的东西都与筋有关，也就是与肝有关，如子宫、血管、肛门括约肌等。因此，衰老不仅仅表现为子宫萎缩、血管硬化、脱肛，也会体现在情志上。

五七，阳明脉衰，面始焦，发始堕。

从五七也就是 35 岁开始，女性在生理上开始走下坡路。此前尽是褒奖之言，五七之后却是江河日下。此时最大的表现是"面始焦"，也就是颜面变得黑黄、缺乏水分、失去弹性，原因就在于"阳明脉衰"。这里的阳明脉指足阳明胃经以及手阳明大肠经。足阳明胃经于面部循行时从瞳孔下方延伸至嘴角，再顺面颊直达发际，最后到达前额。手阳明大肠经循行于面部时接足阳明胃经于鼻旁。由此看出，这两条经络在面部循行时几乎覆盖全脸。因此，本该多气多血的阳明经一旦衰败便会导致整个脸色以及面部形态的改变。现在我们知道了，现代女性不仅需要各种护肤品、化妆品的加持，更需要固护好自己的胃肠系统，才能时刻保持光鲜亮丽。

六七,三阳脉衰于上,面皆焦,发始白。

六七,即 42 岁,三阳脉衰,其实是六腑功能的衰退,即胃、大肠、小肠、膀胱、胆、三焦的功能减退。在中医知识体系中,五脏贮藏精气、藏而不泻,所以属阴。而食物从摄入到排出都归中空的六腑管,可谓传化物而不藏,所以六腑属阳。本该温热、积极、活跃的六腑,到了这一阶段逐渐变得寒凉、消极、死气沉沉,在人体上一定会有所反应。所谓有诸内者,必形诸外,也就是说体内有了问题,外表一定会展现出来。因为这六条经脉都经过头面部,所以当六腑能量不足时,呈现出来的就是全脸的焦黄黯淡以及脱发白发。说到底,还是阳气的衰败以及六腑功能的衰退。

七七,任脉虚,太冲脉衰少,天癸竭,地道不通,故形坏而无子也。

七七,即 49 岁,接近于现代医学所定义的更年期。"天癸至"代表着西方医学提出的下丘脑 - 垂体 - 卵巢轴的成熟,而"天癸竭"则表示此性腺轴的衰退,雌激素的枯竭。随着卵巢功能的老化、性激素的减少、月经停止,生育功能随之丧失。相对于二七的天癸至,任脉通,太冲脉盛,月事以时下,此时的任脉虚，太冲脉衰少，天癸竭，不禁让人感叹美人迟暮。女性在 40 岁前闭经应视为卵巢功能过早衰竭，不论是先天禀赋不足还是后天透支过度，或者曾经精神重创，都应该引起足够的重视。

通过上述内容我们得知：女子以 7 年为一个周期诠释生、长、壮、老的生理过程。那么接下来古人将向我们阐述男子以 8 年为一个周期的生命节律。通过这一过程我们将看到男性是如何从生机勃勃直到老迈龙钟的。

丈夫八岁，肾气实，发长齿更。二八，肾气盛，天癸至，精气溢泻，阴阳和，故能有子。三八，肾气平均，筋骨劲强，故真牙生而长极。四八，筋骨隆盛，肌肉满壮。五八，肾气衰，发堕齿槁。六八，阳气衰竭于上，面焦，发鬓颁白。七八，肝气衰，筋不能动，天癸竭、精少，肾脏衰，形体皆极。八八，则齿发去。肾者主水，受五脏六腑之精而藏之，故五脏盛，乃能泻。今五脏皆衰，筋骨懈惰，天癸尽矣。故发鬓白，身体重，行步不正，而无子耳。

下面进行逐句解读。

丈夫八岁，肾气实，发长齿更。

这里的"八岁"仍是虚岁。由于充足的肾精化生成肾气，就此推动了男孩儿的生长发育，外在表现为头发根根直立、乳牙渐渐过渡为恒牙。民间一直有个说法：小男孩到了七八岁的时候是"人嫌狗不待见"，可见精力多么旺盛。成年人因生理的衰退以及生活的洗礼而损耗了肾精，加之情志的影响，生发之力远不及孩童，所以小孩子不容易生病，即使生病也很容易恢复，稍一用药就会特别奏效。这些都和孩子的肾精足、身体通透、无瘀滞有关。

二八，肾气盛，天癸至，精气溢泻，阴阳和，故能有子。

中国人通常把推动物质运动的能量叫作"气"。这一时期的男子肾气旺盛，在性激素的作用下精满自溢。从原始生命力的开启到身体有漏，生命进入到一个新的阶段。阴阳和是阴阳气血调和的意思，可以理解为生理功能的正常。但能有子不代表要生子，此时应保存实力，充盛的肾气到了三八24岁时才能激发脏腑功能、濡养四肢百骸。其实，16～24岁是男性生理发育的关键时期，现代社会也强调对这一时期的男子兴趣爱好、理想信念的培养。有些男性在这一时期任意挥霍、肆意妄为，日后不仅事业上难有作为，恐怕也为身体的未老先衰埋下了隐患。

三八，肾气平均，筋骨劲强，故真牙生而长极。

三八，即 24 岁。肾气的充盈除推动性发育外，此时已充盈到身体的其他部位，这一时期的男子筋骨劲强。按照中医思维，看到筋就会想到肝，见到骨便会想到肾。筋的韧性和骨的强壮，都以强大的肝肾功能作为基础。伴随着真牙（也就是智齿）的生长，男性的生长发育基本完成。所以民间说"二十三窜一窜"，也就是男性在 23 岁、24 岁时还能再长高一些，过了这一时期身体便不再长高。

四八，筋骨隆盛，肌肉满壮。

按照字面的意思解释：32 岁时，筋骨丰隆盛实，肌肉丰满健壮。此时，男性达到生理巅峰。对照同一时期的女性：四七，筋骨坚，发长极，身体盛壮。男女两性在生理的巅峰时期都呈现出性感、健康的状态。所谓"性感"就是预示着一个人拥有强大的生育能力，是肾气充足的表现。在中医的认知体系中，肝主筋、肾主骨、脾主肉，出众的外表以及非凡的气质一定有物质基础作为后盾。相比之下，一定年龄后出现的筋骨痿弱、皮肤松弛的现象就是肝、肾、脾功能衰退的表现。

五八，肾气衰，发堕齿槁。

五八（40岁）以后，男性生理到达拐点。所谓盛极而衰，用在描述生命过程上同样适合。40岁开始，由于肾气的衰退，曾经的发若墨缎、齿如含贝已一去不返。取而代之的是毛发的脱落以及干枯的牙齿。对比"丈夫八岁，发长齿更"，现如今肾气衰，发堕齿槁，不禁让人感到自然规律的无情。按照中医思维，头发象征着生发之力，牙齿象征着收藏之力。处在这一时期的男性两种力量均已不足，表现出来的就是要么阴虚，要么阳虚，要么阴阳俱虚。

六八，阳气衰竭于上，面焦，发鬓颁白。

民间有句俗语叫"花不花，四十八"，眼花、颜面焦黄、两鬓斑白都是阳气衰竭于上的表现。头面部是人体的诸阳之汇，所以即便在寒冷的冬天，脸部也比身体耐寒。六条阳经，也就是六腑的经脉在面部循行时，手太阳小肠经在两颧；足太阳膀胱经在眉间；手少阳三焦经和足少阳胆经在眼角；鼻两侧是手阳明大肠经；足阳明胃经则覆盖全脸。当人体阳气充足、六腑的消化吸收功能强大时，自然满面红光。一旦六腑的功能衰退，出现面部焦黄、两鬓斑白就成了理所当然。

七八，肝气衰，筋不能动，天癸竭，精少，肾脏衰，形体皆极。

在中医的概念里，凡是人体内有弹性的事物都属于"筋"的功能。如韧带、血管、子宫、膀胱、肛门括约肌等，其中还包括生殖器。由于原先生机盎然的肝气现已衰败，男性在这一时期会出现阳痿、腰椎间盘突出、心脑血管硬化、小便不利、痔疮等现象。如果你现在正好处于56岁也不必惊慌，因为人的生理状况是存在个体差异的，每位男性都有自己的"七八"，或早或晚其实取决于你衰老的快慢。

八八，则齿发去。

八八，即64岁，也就是人生过了一个甲子之后，雄激素枯竭、精子数量锐减。前文说过，牙齿代表机体的收藏能力，毛发代表生发能力，此时生命的生发、收敛之力都已衰败。

最后，文中记载："肾者主水，受五脏六腑之精而藏之，故五脏盛，乃能泻。今五脏皆衰，筋骨解堕，天癸尽矣。故发鬓白，身体重，行步不正，而无子耳。"这里的"水"指"先天之水"，也可理解为"精"，是人体一切精华物质的总称，如血、髓、津液。肾可以接受五脏六腑的精气加以贮藏以补充肾精，而五脏六腑的衰败也会透支肾精，这就是我们常说的"久病必穷及肾"。正是由于脏腑功能的全面衰退，这一时期的男性筋萎骨弱、激素枯竭、须发尽白、身体沉重，已失去生育能力。而"行步不正"类似于现代医学诊断的小脑萎缩。中医称脑为"髓海"，如今髓海空虚，就是肾衰的表现。人生到了这个阶段可谓"英雄白头、美人迟暮"，自然规律谁也无法摆脱。但笔者由衷地希望各位读者朋友借助本书的内容，能够认识规律、顺应规律，并根据自然规律养护身心。因为抗衰防老、生活幸福从来都是人们孜孜不倦的追求。

二、天年——百年人生一世沉浮

如果说《素问》中的"女七男八"向大家揭示的是以性发育为特点的生命节律，那么《灵枢·天年》则诠释了人们从生长到衰老的全部生命过程。古人所说的"天年"指自然寿命达到120岁，《灵枢·天年》以每十年为一阶段，展现出人在不同时期的生理及心理变化。以至于当黄帝和岐伯以对话的形式向人们展示百年人生时，不禁让人联想到父母、子女以及我们自己的生命状态。其实，中医向来都是有"温度"的医学，除了注重顺应自然、整体论证外，还体现出人文关怀的特点。"人"这一生物，不但拥有形而下的身体，同时还拥有形而上的精神。通过《灵枢·天年》的内容，我们将全面认识生命在不同阶段所展现出的身心特征。

> 黄帝曰：其气之盛衰，以至其死，可得闻乎？岐伯曰：人生十岁，五脏始定，血气已通，其气在下，故好走；二十岁，血气始盛，肌肉方长，故好趋；三十岁，五脏大定，肌肉坚固，血脉盛满，故好步；四十岁，五脏六腑十二经脉，皆大盛以平定，腠理始疏，荣华颓落，发鬓斑白，平盛不摇，故好坐；五十岁，肝气始衰，肝叶始薄，胆汁始减，目始不明；六十岁，心气始衰，若忧悲，血气懈惰，故好卧；七十岁，脾气虚，皮肤枯；八十岁，肺气衰，魄离，故言善误；九十岁，肾气焦，四脏经脉空虚；百岁，五脏皆虚，神气皆去，形骸独居而终矣。

接下来逐句解读：

首先，黄帝问岐伯："其气之盛衰，以至其死，可得闻乎？"就是说："气"在一生中的盛衰，以及从出生到死亡不同阶段的表现，能讲给我听一听吗？其实，这句话的意思是"人活一口气"。关于中医概念中的"气"，大家要记住两个要点：第一，气是极其精微的物质，精微到肉眼看不到。第二，气具有极强

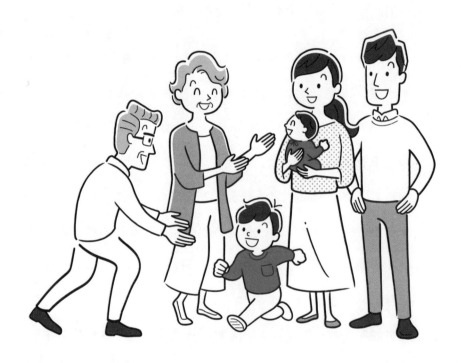

的活力、运行不息，比如当气起到防御作用时，有点像西医说的免疫球蛋白，当气起到固摄作用时，有点像西医说的神经递质。免疫球蛋白和神经递质是物质吧？活力强吧？但是你肉眼不可见。接下来就是借岐伯对黄帝的回答，以每十年为一阶段向我们展示人类从生长到衰老的全部过程。

人生十岁，五脏始定，血气已通，其气在下，故好走。

在人生最初的十年，脏腑发育还未定型，一切都是那么地欣欣向荣。加之孩子在父母家人的呵护下成长，少有生活压力、情感创伤以及难填的欲望。因此没有成年人的气滞、血瘀、痰浊等问题，可谓气血畅通。加上"其气在下"的原因，小孩子表现出来的就是活蹦乱跳、朝气蓬勃。

二十岁，血气始盛，肌肉方长，故好趋。

前一阶段是"好走"，这一阶段变为"好趋"。古人把跑称为走，而趋就是快速地走，是介于跑和走之间的一种状态。由"走"变为"趋"，看来已经不是"其气在下"了，此时的气血用来长肌肉了。

三十岁，五脏大定，肌肉坚固，血脉盛满，故好步。

到了人生第二个十年，五脏六腑已发育成熟。此时肌肉结实、气血旺盛。不禁让我们联想到前文中 28 岁的女性：筋骨坚，发长极，身体盛壮；32 岁的男性：筋骨隆盛，肌肉满壮。在这里，不再从性发育的角度看待问题，取而代之的是男女两性在这一时期的共同特点。"步"就是比"趋"又慢了一些，比如我们常说的踱步，是指慢慢地走来走去。从"走"到"趋"，再到"步"，动作的速度慢了，但是人的心智逐渐成熟了。

　　四十岁，五脏六腑十二经脉，皆大盛以平定，腠理始疏，荣华颓落，发鬓斑白，平盛不摇，故好坐。

　　40 岁起，盛极而衰，生命开始进入下行阶段，衰老的发生有时真的让人猝不及防。当脏腑功能强大、经脉畅通时，人体就像一个气足的皮球，充实而饱满。而此时"腠理始疏"指的是皮肤和皮下肌肉之间的空隙开始疏松。正是由于人体"防线"的退化，我们开始变得容易外感、面生皱纹。而"荣华颓落，发鬓斑白"刚好符合前文女性 35 岁面始焦，发始堕，以及男性 40 岁发堕齿槁的特征。这时的人既不爱跑也不爱跳，只喜欢老老实实地坐着了。所以我们说人的外在表现、行为举止，无不揭示着生理功能的强弱。

五十岁，肝气始衰，肝叶始薄，胆汁始减，目始不明。

从这时起五脏按照相生的规律，也就是木、火、土、金、水规律，一路衰败下去，对应的先后次序是肝、心、脾、肺、肾，首当其冲的是肝。肝的生发之气以及藏血的能力此时都不足了。如果按照解剖划分就会有肝叶的概念，当精血不足的时候肝叶就薄。而胆汁是由肝分泌的，肝的衰退造成"胆汁始减"，消化肉的能力也会降低。前文已论述过"花不花，四十八"的原理，此处就不再赘述了。

六十岁，心气始衰，若忧悲，血气懈惰，故好卧。

肝木生心火，60岁会出现心气不足的现象。年轻时心高气傲，现在却干什么都提不起兴致。虽然睡眠少了，但"得空便躺"成了生活常态，这就是气血不足的表现。忧悲的"悲"在甲骨文中的样子是两只鸟背道而飞，表现的是分离的状态。古时的文豪"伤春悲秋"，或者"感时花溅泪，恨别鸟惊心"，那是属于诗人气质。而60岁的老人无论何时何地，常常流露出忧悲之情，是因为脏腑功能的衰退，所以我们说五脏皆有情。

七十岁，脾气虚，皮肤枯。

到了70岁，由于脾气的虚弱，皮肤会松弛、缺乏弹性。有些老人经历了外伤或手术之后，创面久久不能愈合，也是脾气虚的表现，现代医学把这样的现象解释为免疫力低下，其实并不全面。脾脏在解剖学中仅仅是一个脏器，而中医却认为脾是一个系统，且有多重任务在身：首先，运化水谷精微。这一功能直接关系到五脏六腑、四肢百骸能否得到营养物质的濡养。其次，控制血液在脉中运行而不溢出脉外，称为"统血"。最后，升举内脏，也就是维持内脏位置的相对稳定，防止下垂。所以处于这个年龄阶段的人不再适合过度劳作，繁重的体力活动会造成脏腑下垂或肛门脱出。

八十岁，肺气衰，魄离，故言善误。

生活中有的老人在呼吸时"张口抬肩"，这就是肺气衰的表现。我们常说"人越老、枕头越高"，肺气虚的老人甚至不能平卧，只能半坐半躺地过夜。关于"魄离"，中医认为"魂"控制着无形的能量、思想、意识、情绪、情感、智慧；而"魄"是本能，控制着身体的知觉、呼吸、胃肠蠕动、饥渴、冷暖、排泄，属于现代医学中的脊髓功能。由于肺藏魄，人老以后肺气衰败就容易出现胃肠蠕动慢、肛门括约肌无力、讲话词不达意等现象。

九十岁，肾气焦，四脏经脉空虚。

前文讲过肾精化生肾气，这里的"肾气焦"预示着人体经过近百年的消耗，此时肾精基本干涸。随着肾气的虚弱，其他四脏经脉中的气血也几近枯竭。民间有"九十不留坐"的说法，其实这并不是单纯意义上的人情冷漠，而是人们在漫长生活中总结出来的医学经验。

百岁，五脏皆虚，神气皆去，形骸独居而终矣。

中国人都追求"善终"，如果能在百岁时优雅"谢幕"，真算得上是有福之人。自女性35岁、男性40岁出现生理拐点，此时五脏皆有不同程度的虚耗。我们常说的"精、气、神"，精和气是神的物质以及能量基础，随着"精"枯，"气"也无从化生，"神明"即将离我们的躯体而去，只空留下一副肉身在世间。

从10岁，五脏始定，到百岁，五脏皆虚，《灵枢·天年》向我们展示了从生长到衰老各个阶段的身心特点，以及气血盛衰、脏腑强弱同寿命长短的关系。不论是"女七男八"的生命节律，还是百年人生的阶段特征，中医以描述现象的方式向人们生动而细腻地讲述了关于衰老的秘密。在接下来的章节里，我们将看到的是：关于衰老的原因中西医分别如何看待。

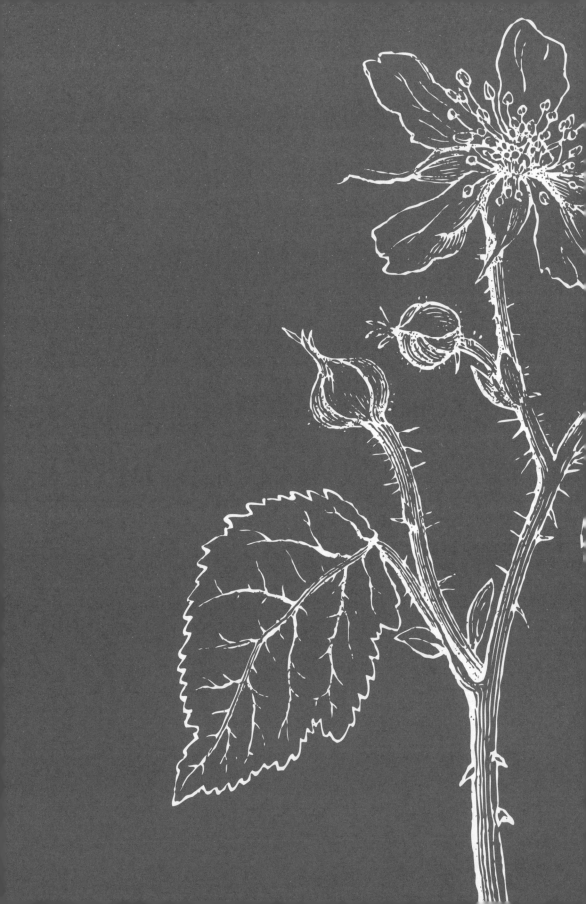

【第 二 章】

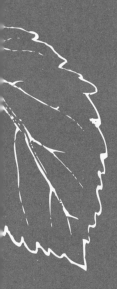

为
什
么
会
衰
老

您想知道衰老的原因吗？现代医学在揭示衰老的成因时，可谓各种假说层出不穷。那些必须基于细胞、基因、端粒、染色体的解释，真的令人感到云里雾里。本章将使用最平实的语言解释这些属于现代医学领域里的概念，让我们有机会用科学的视角来分析衰老的成因。不仅如此，在这一章里读者更是可以看到中医对衰老原因的解释。由于中西医思维模式的差异，在阐述衰老的原因时，中医将不可避免地提及肾精、精气、阴阳、气血等概念。对于这些令人费解的名词，如果我们能领悟到其中的真谛，便能发现生、长、老、病、死的诸多奥秘。笔者由衷地希望通过阅读本章可以激发您对衰老成因的思考，同时也让您对那些中医概念产生些许兴趣。

　　在正式为大家介绍中西医对衰老原因的不同看法前，让我们首先思考一个问题：人到底能活多少岁？生活中，我们常说"颐养天年"，"天年"就是天赋之年，即自然寿限。《尚书》中记载"一曰寿，百二十岁也"，也就是说人能活到 120 岁。《左传》里也说"上寿百二十，中寿百岁，下寿八十"。可见，现实生活中人类寿命远未达到上限。我们真的能够轻松活到百岁以上吗？

　　在科技发达的今天，现代医学的一些研究结论与中国古代对自然寿限的认识颇为相似。例如有学者发现，各种动物都有一个比较固定的寿命期限，并且该寿限与动物的生长期或成熟期的长短有关。科学家把这种生物寿命与生长期或性成熟期的比例叫作"生命系数"。哺乳动物的寿命应为其生长期的 5～7 倍，而人的生长期约为 25 年，所以人的寿限应为 (5×25) ～ (7×25) ＝ 125～175 岁。还有学者认为人类寿命是其细胞分裂次数与分裂周期的乘积。自胚胎期开始，细胞分裂 (56±10) 代，分裂周期平均为 2.4 年，从而推算人类寿命可达 (56±10) ×2.4 ≈ 110～158 岁。然而，现实情况是：人体随着年龄的增长，各个器官、组织在形态和功能上均表现出渐进性衰退，国外曾有人报道，人体在 50 岁以后各系统功能呈瀑布式下降。为什么人类难以活到自然寿限？难道"尽终其天年，度百岁乃去"只是一个美好的愿望吗？我们衰老的原因到底是什么？

第一节　眼花缭乱的西医学说

关于衰老的原因，西方医学从不同角度提出了许多假说。这些学说有的已经在临床实践中得到一定的证实，有的还停留在理论阶段，然而它们都从不同角度对衰老机制进行了较为深入的探索。但目前尚无一个学说能全面地阐明人类衰老发生的机制。本书在此列举一些有代表性的观点。

1. 自由基失控（free radical run away）说

这一学说认为，衰老的重要原因是身体在被逐渐氧化。所谓"氧化"，即指像铁器生锈、去皮的苹果或土豆变色一样，人体每时每刻都在经历着"生锈"的氧化过程。而引起人体氧化的罪魁祸首就是"自由基"。自由基产生于人体新陈代谢的过程中，它具有很强的氧化能力，可氧化血液、细胞、组织中的脂类物质，使其变成脂质过氧化物。这些过氧化物沉淀在细胞膜上导致细胞膜功能减退，造成细胞活力下降、组织器官功能衰退，机体由此逐渐进入衰老状态。自由基氧化血液中的脂蛋白可造成胆固醇向血管壁沉积，引起动脉硬化、高血压、心脏病、脑梗死、脑出血等心脑血管病症；侵蚀胰岛细胞可引发糖尿病；自由基氧化肝细胞可导致肝功能损伤；若攻击细胞内的遗传物质 DNA，可造成基因突变，诱发癌症。

科学家认为，在正常生理情况下，人体具有完整的抗氧化防御系统，使自由基在产生的同时也随时被清除，从而保证两者达到一种动态平衡状态。但随着年龄的增长，机体自由基清除能力下降，这种平衡状态逐渐被打破，造成了自由基的过剩和堆积，最终导致衰老以及引发一系列疾病。

2. 端粒缩短（telomere shortening）说

端粒是存在于染色体末端的一小段 DNA- 蛋白质复合体，它就像是安全帽一样，保护着人体的基因组。只要生命还在继续，身体便无时无刻不在进行着染色体复制和细胞分裂，而端粒的长度会随着细胞的分裂而逐渐缩短。一旦端粒消耗殆尽，细胞将会激活凋亡机制。端粒的长度决定了细胞分裂的次数，控制着细胞衰老和死亡的过程，从而决定人的寿命长短，因此端粒缩短被认为是细胞衰老的生物学标志，端粒也被称为"生命时钟"，人们将端粒的缩短与人体的衰老挂钩。

3. 差错灾难（error catastrophe）说

差错灾难说是指机体衰老时，对蛋白质的合成能力明显下降，合成蛋白质的酶也发生误差，从而导致 DNA 传达与复制的能力下降或发生误差，这些误差的积累引起了衰老。此外，DNA、RNA 等遗传物质的复制过程中也会发生差错，从而积累起错误的遗传信息，导致细胞组织器官的损害。在年轻个体中，存在着功能正常的修复酶，能将 DNA 损伤修复。由于年老细胞的修复酶功能衰弱，错误及缺陷不能得到修正，若达到一定程度，就会损害机体而导致衰老。

4. 生物钟（circadian clock）说

这种学说认为一切有生命的东西，都好像一个时钟，它的自然寿命长短是由预先的时刻表决定的。美国著名的老年学者海弗利克教授从 20 世纪 60 年代开始研究细胞水平的衰老过程。他首先证明人体纤维细胞在体外培养，只能分裂 50 代左右，以后就会发生衰老死亡。这就说明衰老在机体内类似一种"定时钟"，即衰老过程是按一种既定程序逐渐推进的。凡是生物都要经历这种类似的生命过程，只是不同的物种又各有其特定的生物钟而已。目前，大多数学者认为，人类遗传的全部奥秘就在于细胞核中的一种叫 DNA 的化学物质中。其中某一小段的 DNA 分子就称为"基因"，每种生物都有安放在 DNA 分子上的衰老基因，该基因决定着生命活动的全过程，它以其既定的程序变化。这种学说认为，衰老是在特定种物属性生命周期中已安排好的一个时刻，特定的遗传系统会激活退变过程。

5. 衰老色素（aging pigment）说

这种学说是代谢学说的内容之一，又称有害物质积累学说。1842 年，科学家在动物神经细胞内发现一种褐色自发荧光的不溶性颗粒，后来学界把这种颗粒命名为脂褐素，又称衰老色素。衰老色素广泛存在于动物体内，随着年龄的增长而在体内逐渐沉积增多。这种增多的脂褐素可分布于体表而成色素斑，也可分布于神经、心肌、骨骼、肌肉的细胞之中，它可导致细胞质中的 RNA 持续减少，终致 RNA 不能维持代谢需要，使细胞萎缩或死亡。

6. 内分泌功能减退（hypoendocrinism）说

人体的内分泌腺包括甲状腺、甲状旁腺、胰腺、肾上腺、性腺和垂体等,其分泌的物质称为激素。虽然激素的分泌量微乎其微,然而它们的作用却大得惊人,激素分泌失常可导致机体内稳定状态遭到严重破坏,从而引起衰老。如性腺功能的减退是衰老的早期信号之一。此外,人脑内的垂体会定期释放一种能够抑制或干扰人体利用甲状腺素的激素,从而使细胞利用甲状腺素的能力下降。而一旦细胞不能利用甲状腺素,细胞就会逐渐衰老或死亡。

7. 免疫功能改变(altered immune function)说

此学说认为衰老是免疫系统对自身攻击的结果。在正常的情况下,机体的免疫系统不会与自身的组织成分发生免疫反应。但机体在一些因素的影响下,免疫系统会把自身组织当作抗原而发生免疫反应。这种现象将对细胞、组织和器官产生许多有害的影响,使机体产生自身免疫性疾病,从而加速机体的衰老与死亡。例如类风湿关节炎、强直性脊柱炎、系统性红斑狼疮、干燥综合征、系统性血管炎等。

8. 自身中毒(self-poisoning)说

这种学说认为,生物体在自身代谢过程中,不断产生一些有害于机体的毒素。而衰老就是由代谢产物在体内的堆积,使机体长期慢性中毒而造成的。如大肠内食物残渣的积累受细菌作用而产生酚、吲哚等毒素，逐渐使机体慢性中毒而出现衰老。

9. 炎症（inflammation）说

随着免疫系统功能的逐渐衰退，衰老的机体将无法迅速应对新的感染，不能提供长期且持续的免疫保护记忆，从而导致机体感染和患病的概率不断增加；其次，机体对体内免疫稳态的调控能力逐渐下降，使得机体长期处于炎症环境或因此而发生自身免疫性疾病。慢性炎症的状态又加速机体衰老进程，从而引发、加重一系列健康问题。

10. 线粒体损伤（mitochondrial damage）说

线粒体的数量及功能与机体的衰老、神经退行性疾病有紧密联系。它是机体进行各项生命活动的枢纽和核心，具有调节糖异生、氧化脂肪酸、调控细胞内钙离子水平和细胞凋亡的功能。但其在细胞中很容易受到氧自由基攻击而造成损伤。线粒体膜上及膜内的脂质、各种酶和基质中的线粒体DNA极易受到活性氧的攻击而发生一系列的变性反应，并且由于修复和校正系统的缺乏，无法迅速修复损伤。近年来，线粒体DNA损伤学说成为衰老机制的研究热点，线粒体DNA损伤后，三磷酸腺苷（ATP）生成减少，从而出现了细胞、组织和器官的功能衰退。

11. 细胞自噬（cell autophagy）说

自噬是一种进化上保守的细胞自我更新方式，通过将受损的细胞器、蛋白质聚集物和脂滴等标记并与溶酶体结合而将其分解。自噬在维持细胞内稳态和响应细胞内外应激方面具有重要作用。随着年龄的增长，细胞自噬的效率逐渐下降，受损细胞器和生物大分子不断积累，并对寿命产生不利影响。

以上学说在解释衰老成因时，虽然角度不同且结论各异，但在一定程度上揭示了衰老的机制，并展现出西医强大的科技力量。目前关于引发衰老的机制，西医学界还是众说纷纭，莫衷一是。下面让我们运用中医的语言、思维方式来谈谈衰老的成因。

第二节　独具魅力的中医学说

要想真正理解中医对衰老原因的解释，我们先要转变一下思维模式。生活中你一定听到过"中医宏观，西医微观"的说法，西医动则细胞、基因、染色体、端粒，中医则开口阴阳、气血、虚实、表里。关于衰老的成因，如果说西医是从物质层面入手，那么中医则是通过能量层面进行解释。这与中西医思维方法不同有关。一般说，中医重整体，西医重局部；中医重综合，西医重分析；中医重功能，西医重形质；中医重下向因果链，即从整体出发，强调整体对局部的制约，西医重上向因果链，即从局部出发，强调局部是整体的基础。西医的思维方式是还原论思维，形成了医学还原论。由于中国人向来认为"身体发肤受之父母，不敢毁伤"，通常中医不从解剖的层面对人体进行诊治，而是通过"有诸病于内，必形于外"的理念来诊断、治疗人体。中医一直认为，身体内部的情况，一定会在人体外部有所表现。那么接下来，就让我们以取象比类、整体论治、动态平衡、司外揣内的方式来为大家介绍中医认为衰老是由什么导致的。

1. 肾精亏虚——生命之花过早凋谢

肾精是人体赖以生存的精微物质，由三部分融合而成：来自父母的遗传物质、后天吸入的自然界清气以及饮食中摄取的营养精华。在生理活动中，肾精可转化为肾气，肾气当中又分阴阳，因此肾精是肾阴、肾阳的物质基础。由于每个人的体质、人生经历、生活习惯不同，在肾精不足的基础上，有的人最终演变为肾阳虚，有的人则转化为肾阴虚。

生活经验告诉我们，不论肾阳虚还是肾阴虚都会表现出一定程度的寒热倾向，如肾阳虚会怕冷、手脚冰凉，甚至在夏天也不能得到缓解；肾阴虚则五心烦热、大便秘结、舌红少津。而单纯的肾精不足不会表现出明显的寒热倾向，取而代之的是头晕眼花、腰酸腿软、全身乏力、脑力减退、须发早白、牙齿摇动等一派衰老之态。肾精是展开生命活动的根本，平日里焦虑、郁闷、纵欲等都会消耗肾精。其实，肾精也靠德行来养，如恢宏的气度、博大的胸怀、宽容的态度，以及悲天悯人的情怀。

2. 精气神衰败——曾经不一样的烟火，如今无力绽放

"精"是人体内一切液态精华物质的总称，其中具有代表性的如脊髓、骨髓、脑髓。"气"是运行于人体内活力超强、无形可见的极细微物质。精华物质代谢为能量物质的过程就是精化气的过程，精化气、气化神，因此精足则气充，气充则神明。

你一定听说过"我就是我，是颜色不一样的烟火"这句话。如果把人比作一枚烟花，烟花里的火药就像人体的"精"，是物质基础；其被点燃后产生的能量就是人体的"气"；绽放出的烟火就是我们的"神"。不同烟花绽放出的颜色、亮度、大小都不一样，造成迥异的原因是"精"存在着个体差异。中医讲"精足则神旺，精亏则神散"，随着年龄的增加，作为物质基础的"精"逐渐匮乏，肾气无从化生，继而出现神疲乏力、腰酸腿软、面色无华、心悸气短、生殖障碍等阳虚症状，或者头晕耳鸣、失眠多梦、潮热盗汗、月经量少等阴虚表现。身体功能的衰退，精神意识、情感思维的退化，使生命的烟花再也无力绽放。

3. 脏腑虚衰——新陈代谢的穷途末路

脏腑虚衰可导致人体衰老这一观点，一定要根据"五脏藏

精气而不泻，六腑传化物而不藏"的理论来解读。五脏，即肝、心、脾、肺、肾，只有藏精才能发挥其自身功能。通过前文我们已经知道，"精"是人体内一切液态精华物质的统称。包括来自父母的生命物质，即先天之精，以及从饮食中摄取的营养精华，即后天之精。来自肾的先天之精与脾传输的后天之精，在与人体津液结合后，会以液态形式输送到五脏，成为五脏之精。当有形的液态精华转化为无形可见的具有巨大能量而运行不息的精微物质时，便是五脏之气。五脏之气的运行，推动着各脏的功能活动，如心气使心脏搏动以及血管舒张或收缩；肺气推动肺的宣发与肃降；肝气推动肝的升发和疏泄；脾气推动脾的运化；肾气推动生长发育与生殖功能完善。五脏之气的盛衰，完全取决于五脏之精的盈亏。一旦五脏藏精的能力衰退，五脏之气便无以化生，脏腑的功能也就随之下降，人体便会不可避免地迎来衰老。

再说六腑，即胆、胃、小肠、大肠、膀胱、三焦的总称。与五脏相比，六腑形态中空，功能以接受、消化水谷，传输营养，排泄糟粕为主。根据六腑的解剖结构以及生活经验我们知道：胃里充满饮食水谷时，肠要空；饮食消化进入肠道，胃要空。这便是《素问·五脏别论》中记载的"六腑者，传化物而不藏，故实而不能满也。所以然者，水谷入口，则胃实而肠虚，食下，则肠实而胃虚"。六腑在消化饮食水谷时将营养物质输入五脏，把糟粕排出体外才是它们的正常生理功能。如果六腑不通，便会饮食停滞、糟粕不泄、气机不畅，久而久之人体便会因为营养匮乏、毒素留滞、水肿胀满、纳呆食少而引发衰老。

五脏六腑是人体新陈代谢的重要场所，一旦脏腑虚衰，维持人体生理功能的物质、能量都会减少，生命活动将会低水平运行。想要避免五脏早衰，除了规律作息、注意饮食、心情舒畅、适当运动外，我们还可以通过按摩腹部的方式进行保健。众所周知，五脏有肋骨保护，我们很难接触。而六腑则在人体的腹腔中，我们可以通过按摩腹部的方式保持六腑"化而不藏"的功能。而且六腑化物的能力强大就会把营养物质输送给五脏，也就达到了强健脏腑的双重目的。大家要记住：六腑生病，生命还有回旋的余地，而一旦五脏受损，轻则未老先衰，重则减损寿命。

4. 阴阳失衡——常人都是"一团和气"

中医里阴阳的概念是古代阴阳概念与中医理论相融合的产物。阴阳的相对属性被引入医学领域后，人们认为对于人体具有推动、温煦、兴奋等作用的物质和能量属于阳；对于人体具有凝聚、滋润、宁静、抑制等作用的物质和能量属于阴。人体作为一个有机的整体，内部充满着阴阳对立统一的关系。正所谓"人生有形，不离阴阳"，就人体部位而言，人体上部为阳，下部为阴；体表为阳，体内为阴；背为阳，腹为阴；四肢外侧为阳，内侧为阴。就人体脏腑而言，肝、心、脾、肺、肾五脏为阴，胃、小肠、大肠、膀胱、胆、三焦六腑为阳。而具体到每一脏又有阴阳之分，如心分为心阴、心阳，肾可分为肾阴、肾阳等。就人体的气血而言，气为阳，血为阴。

在了解了上述内容后，我们要知道人的一切生命活动，如生、长、壮、老、已的规律性变化，脏腑经络功能的协调有序等，都是阴阳双方对立统一关系达到协调稳定时的表现。所谓阴阳平衡是指阴阳双方在相互作用、此消彼长中处于势均力敌的状态，也就是阴阳的相互协调和相对稳定状态。这里以精气为例：精是人体脏腑功能活动的物质基础，有形的物质属于阴的范畴；气是推动和调控人体生命进程的动力来源，无形的功能属于阳的范畴。精化为气，用以推动和调控机体各种功能的发挥，是阴消阳长、阴转化为阳的过程；气的运动，通过消耗能量而激发各种功能并促进精的化生，是阳消阴长、阳转化为阴的过程。

中医认为阴阳失调会造成机体的阴阳消长失去相对的平衡，从而形成阴阳的偏盛、偏衰。这种失调的状态不但会造成人体衰老，而且会引发功能性和器质性病变。比如阳盛则热，由于阴阳有对立制约关系，阳盛必然导致阴液不足，长此以往人体会出现小便短赤、大便干燥、形体消瘦、两目干涩、五心烦热的情况。而阴盛则必然损耗人体阳气，随着时间的推移可出现食欲不振、精神疲倦、情绪低落、脏腑功能衰退等现象。

其实，常人都是一团和气，也就是阴阳和合。阴阳自和是阴阳的本性，阴阳双方会自动地向最佳目标发展，你可以把这理解为保障人体协调发展的内在机制。当我们用药物来对抗衰老或治疗疾病时，实际上是在调动和发挥阴阳双方的自和潜能，以及机体的修复、调节作用。如果人体生机已荡然无存，阴阳双方也就没有了自和的能力，再好的药物或诊疗手段对于衰老或疾病也将无济于事。

5. 气血饮食——病理产物的温柔乡

病理产物是指在疾病发生、发展、演变过程中产生的某些有害物质，并非人身素有。随着西方医学体检的兴起，对于一些病理产物的名称我们已相当熟悉，如结节、结石、息肉、囊肿、肌瘤、增生等。病理产物主要是在各种致病因素的作用下，脏腑功能失调所致，如气滞形成息肉、结节；痰湿形成囊肿、肌瘤等。痰浊和瘀血源于津液与血液，两者在正常状态下相辅相成。由于津液与血液均源于饮食水谷精微，同属人体的阴液，故有"津血同源"的说法。而一旦脏腑功能失调，新陈代谢出现障碍，津液停滞便是痰浊、血液呆滞则成瘀血，因此大部分病理产物都是痰瘀互结的结果。已经生成的病理产物在衰老或疾病的发展过程中往往相互影响，并互为因果，由此导致疾病缠绵难愈、衰老愈演愈烈。病理产物因气滞、血瘀、痰湿、食积而产生，而后因妨碍脏腑新陈代谢，进一步造成气滞、血瘀、痰凝、食积的生命格局，从而形成恶性循环，加速人体衰老。

6. 情志失调——五脏六腑皆有情

人类的情志活动是机体对外界的精神刺激或既往刺激痕迹的一种"应答性反应"，中医将其概括为喜、怒、忧、思、悲、恐、惊，也称为"七情"。七情本属于人之常情，不会损耗人体，情志调和反而有利于脏腑功能活动的正常进行。而情志变化过于激烈或长久沉浸在一种情志中不能自拔，则会伤及五脏，从而折损人的寿命。情志活动以五脏所藏精气为物质基础，激烈的情志变化会损伤脏腑，耗散精气。如暴怒会使人体交感神经功能兴奋，心跳加快、血压升高，容易引发心脑血管疾病；喜乐过度则耗散心气，造成心功能的损伤；过度悲伤则耗散肺气，以致周身乏力，精神萎靡；恐则伤肾劫精，甚至大小便失去控制；脾是人体气机升降的枢纽，思虑过重则食欲不振、倦怠乏力。五脏精气被过激的情志变化消耗后将无力化气，精化气是物质转化为功能的过程，五脏功能的减退与人体衰老密切相关。

7. 饮食不节——脾胃的寒冬之夜

暴饮暴食，饮食停滞，脾胃纳运无力；或过食肥甘厚腻或辛辣，酿生湿热，蕴蓄胃肠；或恣食生冷，寒湿内停，中阳受损，均可损伤脾胃，聚湿生痰。痰浊留恋日久，痰阻血瘀。历代医家都认识到饮食的重要性，认为饮食不节是导致衰老的重要因素之一。如《黄帝内经》认为"以酒为浆"会导致"半百而衰"，《论语》提倡注重饮食卫生："食不厌精，脍不厌细……

鱼馁而肉败，不食；色恶，不食；臭恶，不食；失饪，不食；不时，不食"。《素问·脏气法时论》认为"五谷为养，五果为助，五畜为益，五菜为充，气味合而服之，以补精益气"。

8. 劳逸失当——发条生锈的生物钟

过度劳累，包括运动过量、用脑过度、纵欲过度等，都会导致体质的下降、衰老的加速。《素问·宣明五气》认为"五劳所伤，久视伤血，久卧伤气，久坐伤肉，久立伤骨，久行伤筋"。《素问·举痛论》认为"劳则气耗"。过逸少动致脾虚气弱，运化不健，气血生化乏源。劳逸结合，适量运动，可以增强体质，强筋健骨，流通气血。汉代医学家华佗，首创"五禽戏"，教大家通过运动来强身健体。《遵生八笺》认为："运体以却病，体活则病离"。

通过上述内容我们不难发现：为了同衰老进行斗争，从古至今人们对于衰老的成因进行了广泛性研究。无论是西医微观层面的分析还是中医气血阴阳的辨证，都揭示出衰老成因的复杂性。

好在人们对抗衰防老的真谛孜孜以求时，发现了衰老的一些特性，借此机会也分享给各位读者：一是普遍性，指一切生物体都会发生衰老。二是内在性，即衰老过程是生物体内自然发生的必然过程，即使生活在最适宜的环境中也会逐渐衰老。三是进行性，衰老是随着时间的推移而不断发展的过程。四是有害性，衰老使生物体的生理功能降低，增加了生病和死亡的机会。五是个体差异性，在同一类生物中，不同个体间衰老的进程是不同的，尤其在生命的后期，这种差异性尤其明显。只有那些衰老较慢的个体才有可能获得长寿。六是可干扰性，衰老虽然是内在的自发过程，但外界条件可以加速或延缓这一过程。从生理学角度来看，衰老是由新陈代谢减退而引起的。新陈代谢是生命活动的基本特征之一，它包括合成代谢和分解代谢两个方面。如果机体的合成代谢高于分解代谢，人就会生长发育，这就是童年期和青年期。如果这两个代谢过程的速度基本平衡，就是壮年期和中年期。倘若分解代谢高于合成代谢，人就开始衰老。而新陈代谢一旦停止，人的生命活动也将随之结束。在人的一生中，上述变化是普遍存在的，因此衰老是不可避免的。不过，无论是内因还是外因，一旦使衰老过程提早发生，就是早衰。早衰是病理性衰老，它将直接影响人的寿命。人到一定年龄后虽然容易发生病理性衰老，但并非每个人都必定发生。如果说生理性衰老是不可避免的退化过程，那么病理性衰老则是由各种外来因素，其中包括重要的疾病因素所导致的衰老。要知道，生理性衰老是自然规律，所以无人幸免，而病理性衰老则是可以预防和推迟的。在接下来的章节里就将为大家介绍由衰老所引发的多种疾病。

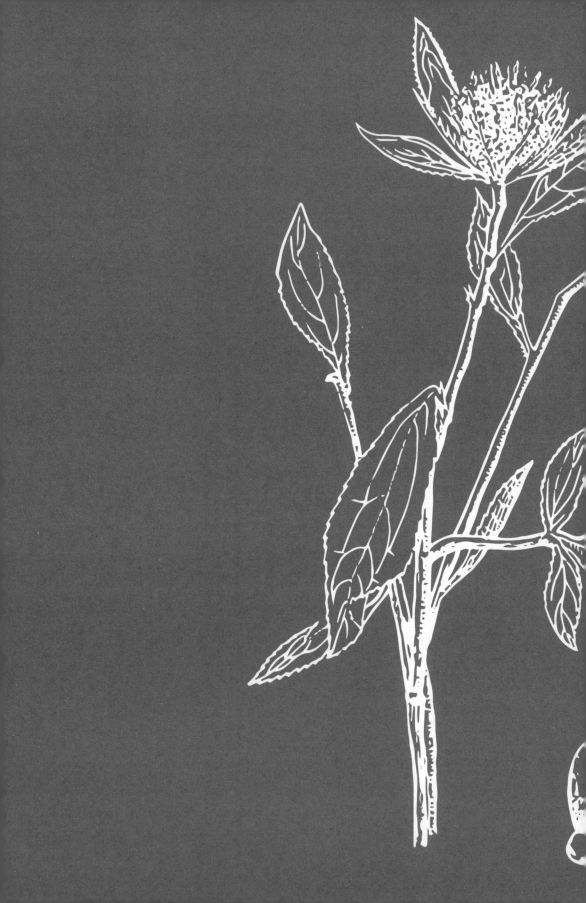

第三章

衰老引发
多种疾病

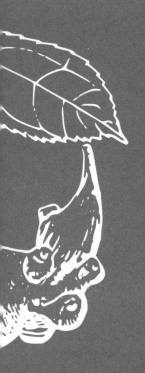

现实生活中人们常常说起的老年病其实属于退行性疾病的范畴。实际上，这类疾病是在人体组织器官老化和生理功能减退的基础上发生的。也就是说，衰老是老年病发生的直接因素。老得越快，老年病就发生得越早。研究表明：90％的成年人疾病都与衰老相关。更加令人不安的是：从现实情况来看，老年病的发生有着明显的年轻化趋势。不仅如此，随着衰老的发生，人们罹患代谢紊乱、免疫失调的概率也将大大增加。在本章中，作者列举了一系列令人耳熟能详或谈之色变的疾病。这些疾病都有着西方医学所定义的现代疾病名称。而这一次，我们将以中医的独特视角和思维方式，从物质、能量、信息的不同层面为读者解读这些疾病的病因和病机。

现代医学认为，衰老本身就是一种病，同时也是百病之源，人体处于衰老状态时，罹患疾病的概率是常人的 17.4 倍，其平均寿命也会比常人短 11.6 年。衰老的表现如应激能力降低、劳损、感染、免疫反应衰退、营养不足及代谢障碍等是癌症或慢性病的危险因素。目前学界一致认为：衰老是糖尿病、心脑血管病、骨关节病、癌症等疾病的源头。在现实生活中往往是衰老导致疾病，疾病又加速衰老，两者彼此促进、互相影响，人体就此进入恶性循环。

第一节 代 谢 紊 乱

1. 高血压——不得已的自保手段

被现代医学称为高血压的疾病，中医认为属"眩晕"范畴。眩，即眼前发黑发花；晕，即旋转。此病发作时头晕而视物发黑，自觉天旋地转，走路欲倒。重者如坐舟车、如登云雾，以致不能站立、恶心呕吐。中医认为，高血压是人体的自保现象，是自身生理功能的调节手段。好比往高层大厦供水，如果管道畅通，常规水压便可以把水供应到顶层。而一旦管道因水垢等异物而出现堵塞，则必然要通过加压的方式才能把水输送到顶层。当人体因脏腑功能衰退而产生气滞、痰浊、瘀血时，脑部就会缺血，人体将不得已通过加压的方式解决大脑等脏器的供血问题。

高血压的成因与肝肾两个脏器的亏虚有很大关系。纵欲过度、殚精竭虑会耗伤肾精；所愿不遂、怒发冲冠则伤肝。按照五行的相生相克关系，一旦肝肾功能衰退，脾就会受到牵连，人体中的湿邪将无力代谢，此时逐渐黏稠的血液将导致大脑供血不足，人体除了通过加压的方式进行自保外别无他法。而脾土生肺金，肺的肃降功能减弱导致人体气机不降，更进一步促进高血压的形成。因此，高血压的出现并非一脏一腑的原因，而是涉及肝、肾、脾、肺多脏虚损。脏腑功能的衰退在引发人体衰老的同时，必将带来与衰老相关的诸多疾病。生活经验告诉我们大脑供血不足会出现眩晕、思维反应迟钝、健忘等症状。而人体通过调动气血来攻破瘀滞时就会出现头痛，这种头痛通常是后脑勺的闷痛感。如果长期处于高血压伴顽固性头痛状态，一定要当心引发中风。

借此机会还想告诉大家，很多人把自己患上高血压的原因归结于遗传，好像祖上或者父母有高血压，自己有这个问题就是顺理成章的事。其实遗传只是一个因，就像一个种子到最后能否结果其实要看很多因素。虽然有些人存在高血压的遗传基因，如果日常生活中可以关注自己的饮食、起居、情绪等，不给发病创造条件，相信高血压也不会轻易找上门来。

2. 高血糖——代谢不掉的除了糖还有坏情绪

糖尿病是严重危害人们健康的慢性病之一。其并发症更是给患者造成严重的伤害，且给家庭带来沉重的经济负担。其症状表现为多饮、多尿、多食、消瘦或肥胖以及疲乏无力。糖尿病在时间和空间上的动态演变过程通常表现为郁、热、虚、损四个阶段。郁证阶段代表疾病的早期，表现为气、血、痰、火、湿、食六郁，此六种郁结以气郁为先导。借此话题在这里为大家简单讲讲气郁的危害：前文曾提及人体的各种生理活动，以气为动力，气是人体内活力极强且肉眼不可见的精微物质，例如新陈代谢、宣畅血脉等都靠气的推动。现实生活中一些人的情志时常过极，要知道郁闷或暴怒首先伤害的就是气机。在气郁的影响下，人体脏腑功能受限，血郁、痰郁、火郁、湿郁、食郁随之而来。接下来是糖尿病发展的热证阶段，此阶段代表疾病的发生，表现出一派火热之象：易怒口苦、消谷善饥、便秘、口渴，生化指标的异常通常出现在这一时期。到了虚证阶段则代表疾病的发展，由于前一阶段火热未除，脏腑功能又持续亢进，这既耗散了气血津液，又使新陈代谢产生障碍。故气阴两伤为始，进而阴阳俱损，同时痰浊、瘀血等病理产物积聚内生。最后的损证阶段代表疾病的终末期，这一时期诸虚加重，久病入络，人体容易以微血管和大血管的损伤为最终归宿。根据上述内容，糖尿病在中医治法上早期应泻实清热；中期寒热虚实错杂，应补泻兼施；晚期变证丛生，应温补脾肾、温阳通络。

通过医学常识我们知道，胰岛素是由胰腺分泌的，因此无论是口服还是注射，人体一旦获得人工胰岛素，根据用进废退的原则，胰腺也就不再分泌胰岛素，这也是患者逐渐消瘦、无力的主要原因。中医认为，糖尿病属于脾病，继而脾土不能生肺金、脾土不能克肾水，就造成了患者多饮、多食、多尿，且消瘦的临床表现。不难看出糖尿病涉及脾、肺、肾多脏器功能的衰退。究其原因，首先是饮食没有节制。特别是 20 世纪50～60 年代出生的人就面临着很大的糖尿病风险。众所周知，那个时代物质匮乏，脾脏也适应了清汤寡水的日子。可如今生活水平提高，对人的心理和生理都会产生一定刺激。胰腺是专门负责消化蛋白质、脂肪、糖的器官，曾经每餐的粗茶淡饭变成顿顿鸡鸭鱼肉，人体的胰腺功能就会面临崩溃。糖尿病的另一个原因是肾精亏虚，以致虚火内生。肾水不足不能克火，又因体内火势猛烈而进一步熬干肾水，最终肾虚、肺燥、胃热俱现，呈现消渴之象。最后值得一提的是，糖尿病也是情志病。

要知道，一切负面情绪都在影响着我们的气血，干扰着五脏六腑的正常功能。我们常说：疾病是一个人生活质量的整体呈现。身患何种疾病，也印证了人生中的不同遭遇。糖尿病患者或许有着所求不得、所愿不遂的人生经历。痛苦的过往让人身心俱疲，可有人偏偏还要时常回味，这就造成了过思伤脾。长期郁闷恼怒、殚精竭虑、谋求钻营，导致久郁化火，火势消灼了肺胃阴液最终导致消渴。看来想要拥有调和的阴阳、充足的气血离不开恢宏的气度、博大的胸怀、宽容的态度，以及悲天悯人的情怀。对于糖尿病患者而言，一定要注重唤醒脏腑功能、恢复自身机能，以及调节情志。平日里患者也可以选择那些具有五脏通调、益肾填精作用的中成药来重振身体机能。

3. 血脂异常——不应开启的黏腻人生

血脂异常，是指血液中胆固醇或三酰甘油过高，通常又称为"高脂血症"，同时导致高密度脂蛋白胆固醇过低，因此，现代医学称为血脂异常。血脂异常是西医学病名，中医学并无此名称，但在古籍文献中有丰富的类似血脂异常的描述，如"膏脂""血浊"等。血脂异常患者因饮食营养过剩，水谷精微不能被完全运化输布、过剩为害，以致生成病理性膏浊郁积于体内。

膏浊致病广泛、变证丛生，尤其与糖尿病、高血压等代谢疾病以及心脑血管病的发病密切相关。

生活中不难发现，过高的血脂在人体真皮内沉积导致黄色瘤，常分布于眼睑、肘、踝、膝、臀部等。在血管内皮沉积可导致动脉硬化，累及心脑，成为"无形杀手"。此外，有人莫名烦躁易怒、肢体麻木、视物模糊等，也可能是过高的血脂痹阻肝脉、滞于四肢、阻于目系所致。

中医认为，血脂异常与脾胃关系密切。如果脾的运化正常，食物中的淀粉、脂肪、蛋白质经过消化，淀粉逐步水解为葡萄糖、脂肪分解为乳糜颗粒、蛋白质分解为氨基酸后就会被机体吸收。若脾胃壅滞，不化精微、不分清浊，则脂浊生成。此外，现代医学认为肝脏在血脂代谢中亦发挥着重要的作用。肝可以促进多余的脂浊排泄，使血脂不至于过高。研究发现：肝脏可谓血脂代谢的重要器官，要知道胆汁的正常分泌有赖于肝的疏泄作用，而胆汁酸是胆固醇的代谢产物，胆汁排入肠，参与脂肪的消化吸收，维持血脂平衡。因此，肝失疏泄可影响胆汁分泌，进而导致血脂异常。

血脂异常以脏腑功能衰退为先导，常伴随高血糖、高血压、高尿酸等病症，在治疗中一定要把血脂异常看作一个动态的发病过程。其实，血脂异常重在预防。中医"治未病"的思想在这个问题上可谓体现得淋漓尽致。我们都知道：种下什么样的"因"，就会得到什么样的"果"，想要预防或改善血脂异常就一定要设法提高身体转化血脂的能力，提高小肠的温度，因为如果小肠的温度不够，则里面的消化酶就将失去活力，人体"化"的能力就会受到影响。除不食寒凉外，还要少生气，因为不良情绪是最大的阴寒之物。最后，就是要促进三焦新陈代谢的功能。三焦就是上焦心肺、中焦脾胃、下焦肾和膀胱的总称，晚上 9～11 点是三焦当令的时段，因此血脂异常的人群应避免熬夜。综上不难看出：预防或改善血脂异常涉及五脏六腑的方方面面，人体是一个整体，患病或者痊愈，都不是一脏一腑的事。只有固脏腑、兴阳气、解心结、化痰浊，才能避免开启血脂异常的"黏腻"人生。

4. 高尿酸血症——脾肝肾不给力

高尿酸血症是由嘌呤代谢紊乱使尿酸生成过多以及肾脏对尿酸的排泄减少引起的。体型肥胖的中青年男性以及绝经期的女性为高发人群，起病隐匿，无明显症状，只是表现为血尿酸值的升高。而我们熟知的"痛风"则是一组由嘌呤代谢紊乱或尿酸排泄减少所致的具有明显症状的疾病。患者表现为高尿酸血症以及尿酸盐结晶沉积引起的急性痛风性关节炎、痛风石沉积、慢性痛风性关节炎和关节畸形，常累及肾脏引起慢性间质性肾炎和尿酸肾结石的形成，甚至演变为肾衰竭。西医治疗此病主要是通过抑制尿酸合成或促进尿酸排泄，并通过消炎镇痛类药物来缓解症状，长期应用则有损伤肝肾功能、骨髓抑制等毒副作用，且停药后病情容易反复。

中医认为脾胃运化无力、肝木疏泄失职、肾虚排泄不畅，才使得尿酸沉积于体内。而浊重黏滞的湿邪留滞关节，气血运行受阻，日久成瘀，不通则痛。《医学正传》中就记载："肢节肿痛，痛属火，肿属湿，兼受风寒而发动于经络之中，湿热流注于肢节之间而无已也。"痛风期间，局部红肿剧痛，反复发作，关节畸形，并可形成痛风石。从经络循行路线来看，痛风容易发作的部位一般在大脚趾，恰好是足太阴脾经的起点，可见此病与脾的功能衰退以致代谢紊乱密切相关。中医认为"阳化气，阴成形"，正是由于足太阴脾吸收了太多的阴寒之气，湿浊痰瘀凝结在血内，才引发痛风。要知道阴性物质的特点就是容易成形，之后便会阻碍气血运行。如冷饮、豆腐、海鲜、动物内脏和血制品，以及糟糕的情绪，无一不是阴寒之物。记住，当脾的运化能力降低、肝肾精血不足时，一定要少吃阴寒、难以消化的东西。高尿酸血症以及衍生出的痛风，说到底还是脏腑功能衰退，无力代谢所致。因此，当痛风处于发作期时，应先以清热利湿、活血化瘀止痛为主，促进湿热浊邪排出体外。待痛风进入缓解期时应注重恢复脏腑功能、补肝肾益精血，此期间炎症虽然消除，但嘌呤代谢障碍并未得到解决，血尿酸仍然有可能高于正常值。此时可通过养血、健脾、补益肝肾，最终使血尿酸生成减少，以使治疗更加彻底。

第二节　退行性病变

1.颈椎病、腰椎病——独木难支的窘境

在介绍颈椎病、腰椎病前，先让我们从人类进化的角度看看这个问题。众所周知，自然界中几乎所有陆生脊椎动物的躯干都与地面平行。人类在获得直立行走的能力后，视野变得开阔，双手也被解放出来可以完成更加精细的动作。但人类也为此付出了相应的代价：首先便是颈椎、腰椎所受到的影响。经过漫长的进化，人体的脊柱演化出保护性的生理弯曲：成年后脊柱变成了"S"形。这样的形状能有效缓冲外力，减少走、跑、跳时对大脑的影响，但随之而来的便是颈、腰椎要承受过大的压力。人体在受力时基本是纵向垂直重力，且逐级放大。俗话说，立柱顶千斤，由于脊柱其他部位基本是笔直的，这样就能逐级传导分解受力。而颈椎、腰椎的那些生理弯曲则无法

将受力全部向下传导，因而这些部位的压力势必过大。长此以往就会发生骨质增生、颈椎的生理曲度消失、腰椎间盘突出等现象。而一旦骨骼变形，附着在骨骼上的肌肉、肌腱，也就是老百姓常说的筋，以及神经、血管的位置和形状都会随之改变，不适的症状便会出现。那么，中医是如何认识颈椎病和腰椎病的呢？

中医认为，颈椎病的第一个原因是阳虚。由于颈椎处在督脉的循行路线，而督脉主一身之阳气，当人体阳气不足时，颈椎必将失养。如果此时再受到寒邪，以及因姿势不当而造成颈部肌肉紧张、劳损，就会出现严重的颈椎不适症状。颈椎病的第二个原因就是气血不足以及运行不畅。前文我们曾讲过，男女的生理巅峰分别为 32 岁和 28 岁，颈椎病的发病往往发生在男女的生理巅峰之后。由于机体的衰老，脏腑功能的衰退，肝肾物质基础的不断流失，此时的人体气血水平已不及从前。加之长时间的伏案工作、低头看手机等，就容易发生颈椎病。日常除了肩颈疼痛、遇寒加重、头晕恶心外，还会出现气短、心悸的症状。颈椎病造成的脑部供血不足还会引起焦虑、烦躁，长此以往导致心情不佳，郁闷压抑。关于颈椎病的治疗切不可霸道地生拉硬拽，可以做一些柔和的按摩伴以针灸，待气血慢慢疏通之后，血液循环跟上了，再注重恢复人体的阳气、补养气血，让筋脉、骨骼得以保养，颈椎不适的症状便可得到缓解。

下面我们再来看看腰椎间盘突出的问题。按照中医的观点，腰椎的问题涉及沿脊柱上行的督脉、挟脊抵腰的膀胱经，以及主筋的肝经。督脉的病可出现脊背疼痛，膀胱经的病会表现为脊背痛、腰似折、腿脚不利，而肝经的病则表现为一切与筋有关的症状。其实，椎间盘是人体中一个很奇妙的东西，24 节脊椎骨恰与二十四节气相应，其间有 23 个椎间盘，均是由骨胶原组成的软骨组织，气可使其饱满，血则令其濡润。我们躯体的灵活度很大一部分取决于椎间盘功能的强弱，甚至头脑的灵光与否也与它们息息相关。那么椎间盘病变的原因是什么呢？由于衰老的原因，阴血不足椎间盘失去濡润、阳气衰退椎间盘干瘪，人也就变矮了。如果椎间盘再脱出，长成软骨刺，压迫周边神经，就会感到疼痛不适。由此可见，阳气足，椎间盘就饱满；气血足，椎间盘就会渐渐复位。因此，有此病患的人群要关注补气养血、固护阳气。日常生活中，要少生气，因为生气郁闷就会遏制阳气。不要熬夜以及过度使用电子设备，要知道久视最伤肝血。可以说颈腰椎的问题考验着人体抗衰老的能力，也印证了人们不健康的生活方式。

2. 肩关节周围炎——五十肩

肩周炎又称漏风肩，因为好发于 50 岁左右的男女，也被叫作五十肩。发病时首先表现为疼痛，痛感甚至可放射到颈部及胳膊，并且呈现出夜间加重的状态。除疼痛外，五十肩的另一个表现就是活动受限。患者的胳膊不能举起，例如不能完成抓挠后脑勺、梳头以及穿衣等动作。

现代医学认为此病是肌肉粘连所致，中医则认为首先是连接肌肉和骨骼的筋出了问题。众所周知，肝主筋，由于人体的衰老，肝气、肝血、阳气此时俱已不足，血液循环的不畅，致使人体局部温度过低，长此以往便形成瘀滞，导致肩周炎的发生。此外，遇寒加重、夜间更甚的特点也说明此病与阳虚相关。因此，治疗肩周炎应通过补肝、助阳的药物及针灸、按摩的方法来缓解病痛。特别需要注意的是，生活中我们一定要学会"放自己一马"，后背沉、肩膀痛其实预示着你的心肺压力过大。也许一直以来你都承受了很大的精神压力，可能嘴上不说，但身体却很诚实。最后，想提醒大家的是，运动可以改善肩、背问题，但跑、跳、投的作用有限，唯有传统功法，如易筋经、五禽戏、八段锦等，可以有效解决肩颈、腰背的不适感。

3. 耳聋——老年人的标配?

每位老年人都将不可避免地遭遇耳聋吗? 要回答这个问题，就要先弄清楚耳聋是什么原因造成的。

首先，老年人听力减退与肾中精气衰减有关。《灵枢·脉度》中记载:"肾气通于耳，肾和则耳能闻五音矣。"古人的记载，说明了耳聋与肾精亏虚的关系。然而在实际生活中，单纯填补肾精未必能彻底改善中老年人耳聋的问题。要知道，人体衰老以后，耳鸣耳聋从某种意义来讲，属于自保手段，即人体会放弃感官上的一些功能来保护性命之本。耳聋眼花、不闻香臭，实属人体的不得已，为的就是把最重要的精，供给五脏六腑，以维持生命。

再者，人体衰老以后，脏腑功能衰退，即便用尽补精填髓的药物，身体也未必能将之转化为能量。那我们该怎么办呢? 其实，一个耳聋问题便可以揭示出中医药五脏通调的精髓。例如，心情的极度压抑，特别是生大气，会造成肝胆之气被憋，严重者会出现突发性聋。再如，生活中你会发现有的人在接受过心脏支架术后，耳聋的问题便得到缓解，这就印证了耳朵与心的关系。《黄帝内经》认为心开窍于两耳。心气在维护正常听力中起到重要作用。心理不平衡、心火亢盛，都会导致耳疾。此外，老百姓常说：饿得我耳鸣眼花，就反映了听力与脾胃的关系。脾胃虚弱就会消化无力，水谷精微等营养物质不能供给耳目，造成耳鸣眼花。如果因脾虚再水湿上犯，更会加重耳不聪、目不明。

最后，按照经络学来讲，人体的六条阳经，即大肠经、胃经、小肠经、膀胱经、三焦经、胆经，只有大肠经没有循行于耳部。由此可见，听力是涉及多脏多腑的，所以耳诊才可以根据全息理论来判断全身病变。对于耳聋的治疗大家要重视补肾精、调脾胃、护阳气。除此以外，要拥有平和的心态，以及稳定的情绪。我们曾经讲过恢宏的气度、博大的胸怀、宽容的态度是可以滋养五脏六腑的。人至中老年，不见得都与耳聋相伴，只要脏腑功能调和、心态健康，每一位中老年人都可以清晰聆听我们这个美好的世界。

4. 老花眼——怎么把心灵的窗户重新擦亮？

眼睛是心灵的窗户，可是人到了老年，"这扇窗户"好像没有从前那么透亮了。老花眼可算得上老年朋友获取新知识，感知新事物的一大阻碍。随着手机的普及，各种各样的"新东西"从这样一个小屏幕中展示出来，显得那么生动、多彩。但是手机上的文字、图片却又显得那么袖珍，这给老年朋友带来不少生活上的不便。老花眼，医学专业术语称为"视敏度功能衰退症"，其主要表现就是在看近处的东西时，出现视物模糊、眼睛干涩、容易疲劳等症状。老花眼是一种自然的生理现象，是人们步入中老年后出现的常见眼部问题。随着年龄的增长，眼睛中的晶状体逐渐硬化、弹性减弱，调节晶状体屈光度的睫状肌功能也逐渐减退，从而引起眼睛的调节功能下降。

　　中医怎么认识老花眼呢？中医理论把人的眼睛分为五部分，被称为"五轮"，分别为瞳孔（水轮）、黑睛（风轮）、白睛（气轮）、目眦（血轮）、眼睑（肉轮），并与人体肾、肝、肺、心、脾五脏相对应。五脏精气充盛与否可以通过对应的五轮表现出来，而五轮的外在疾病也可以通过对相应五脏的调补来治疗和缓解。老花眼作为一种伴随人体衰老而出现的症状，与五脏中的肝、肾二脏关系尤其密切，如中医藏象学说认为"肝开窍于目""肝气通于目""肝和则目能辨五色""肾主藏精""精气充则目明"，肝之气血充和、肾之精气充盛才能使目气充足，人的眼睛才会明亮、有神、不易疲劳。中医中药对于缓解老花眼症状具有独特的优势，比如内治法可以通过补肾、养肝、明目的治疗方法来改善老花眼、视疲劳的症状。除此之外，针灸、推拿、中药外敷等方法，通过对全身及眼睛局部的作用，达到疏通经络、调畅气血的作用。另外，一些药食两用的食材如猪肝、羊肝、枸杞子、黑豆、女贞子、胡萝卜也能起到一定的效果。

但更为重要的是，中医认为"防大于治"，养成良好的用眼习惯，如避免长时间看电子屏幕，保证阅读时光线柔和充足，多多进行户外活动都能在一定程度上缓解眼部不适、延缓眼睛的"变老"。

5. 阿尔茨海默病——脑海里的橡皮擦

现代医学认为，老年性痴呆即阿尔茨海默病是以记忆力减退、认知功能障碍为特征的中枢神经系统退行性疾病，且病情呈进行性加剧。患者可在几年内丧失独立生活能力，发病十年左右时常因并发感染而死亡。时至今日，现代医学对该疾病仍未完全了解透彻。阿尔茨海默病的病理呈弥漫性脑萎缩，患者脑组织的体积缩小，重量减轻，脑回变窄，脑沟变宽，尤以颞叶、顶叶、前额叶萎缩明显。

临床表现上，多数患者起病隐匿，早期不易被家人和患者察觉。表现为记忆力减退，刚做过的事情没有印象，熟悉的名字容易弄混。还会出现词汇量减少，词不达意，不断重复相同的问题，可记得相对久远的事情，而对近期发生的事情善于遗忘等现象。此病后期甚至会出现强握反射、吸吮反射、括约肌失控、沉默不语等。阿尔茨海默病通常会持续 5～20 年，患者常常死于肺部感染、褥疮等并发症。

中医认为此病属神志病变，病位虽然在脑，却涉及多脏多腑。具体来说，导致老年性痴呆的原因一是肾精不足、髓海空虚。古人认为，肾藏精，主骨生髓，上通于脑。肾精是人体中的一切液态精华，其中最具代表性的当属脊髓、骨髓、脑髓。大脑统领人体神志和脏腑功能活动，而为其提供的物质基础主要来自肾中所藏之精。在《灵枢·经脉》中就记载："人始生，先成精，精成而脑髓生。"可当人体衰老后，由于肾精亏虚，以致精髓乏源，大脑失养，便容易诱发痴呆。二是痰浊内盛，瘀血阻滞。人体衰老后，气血不通，气机不畅，体内逐渐形成痰瘀互结的格局，蒙蔽脑窍导致痴呆。我们知道，痰浊、瘀血都是脏腑功能衰退后产生的病理产物，不但蒙蔽脑窍，还会阻碍气血运行，从而加剧脑失所养的局面。尽管肾精亏虚，情志不畅等均关系到阿尔茨海默病的发病，但痰浊、瘀血却一直贯穿始终。

对于此病，我们首先要注重预防。日常可通过八段锦、五禽戏、易筋经等传统功法锻炼人体督脉。要知道督脉主一身之阳气，并有"督肾一体"之说。当督脉得到锻炼后，既可以激发人体阳气，又可以强健肾脏，如此便肾精充足、髓海充盈、神清气朗。当选择药物进行调理时则应考虑从益肾填精、助阳气、祛痰浊、化瘀血的方面入手。当然，最重要的就是不要因熬夜、焦虑、纵欲等而任意挥霍、耗散宝贵的肾精，以及时刻保持豁达、乐观的人生态度。

第三节　免疫失调

1. 过敏性哮喘、过敏性鼻炎——还是阳虚

不论是过敏性哮喘还是过敏性鼻炎，都是对于外界刺激的过度敏感。现代医学发现，有些人在接触尘螨、花粉、冷空气，或摄入特定食物，如鱼虾、坚果、乳制品等，便会引起过敏。如果支气管壁发炎、肿胀，同时有分泌物生成，积聚于支气管内，就会产生哮喘。若加之情绪焦虑以及贪凉、熬夜等不良生活习惯，就容易患上受节气影响的过敏性鼻炎。过敏性鼻炎在西医看来，属于免疫力低下，年轻或身体阳气尚可时，使用激素便可缓解，一旦阳气不足，则会缠绵难愈。

中医认为，过敏是由于人体阳气衰微或阴寒内盛，不能制衡或者消化外来的高能量物质所致。此时应想方设法提高小肠温度，这样消化酶才能在正常的温度下照常工作，不至于草木

皆兵、杯弓蛇影。按照中医理论，心与小肠互为表里，如果生活中你一直有一副"热心肠"，相信也就不容易出现过敏现象了。当你身陷过敏性哮喘或过敏性鼻炎的困扰时，预示着身体处于低能量水平。比如花粉属于植物的性激素，而海鲜、坚果等属于高营养价值的食物，当你自身的阳气水平较低，或机体处于低能量水平状态运行时，自然也就无法接受这类高能量物质，此时就会把它们当作异体蛋白等物质加以排斥。

预防过敏性哮喘、过敏性鼻炎除了要避免形寒饮冷外，还要明白疾病有时源于萧墙之祸，如果不是阴寒内盛，加之痰湿，也就不会出现什么过敏了，当人体的内环境发生了改变，再吸入、摄入从前的物质或食物也会安然无恙。现如今亦有不少儿童深受过敏性哮喘、过敏性鼻炎之苦，临床中可以通过过敏原特异性免疫治疗（AIT）进行对因治疗，尽早接受脱敏治疗，可以尽早干预过敏疾病进程。中医讲正气存内、邪不可干，一旦正气虚了，正常的环境因素，比如气温变化，气候变化，或外界的花粉，都会导致儿童不耐受外界的环境，从而出现过敏症状。对于小孩子我们要回想下有没有喂养不当，或者压抑天性；对于成年人，要问问有没有挥霍肾精、耗损阳气。

2. 类风湿关节炎——令人心痛的自我攻击

关于类风湿关节炎，首先我们要知道类风湿与风湿是两个完全不同的概念。风湿是比较广义的概念，指的是所有导致关节肿胀和疼痛的疾病，是一个中医词汇。而类风湿关节炎是免疫失调所导致的一种以关节受累为主要表现的全身性疾病。所谓的全身性疾病是指可以累及全身多个系统，除关节之外可能还会累及淋巴、心、肾等。现代医学对于此病是这样描述的：类风湿关节炎是一种病因未明的、慢性的、以炎性滑膜炎为主要症状的系统性疾病。其特征是手、足小关节的多关节、对称性、侵袭性关节炎症，可导致关节畸形及功能丧失，常伴有关节外器官受累。女性发病率为男性的2～3倍，高发年龄为40～60岁。类风湿关节炎，别看比风湿性关节炎多个"类"字，后果可严重多了。首先，在西医看来，类风湿关节炎至今病因不明，无法彻底治疗。其次，由于类风湿关节炎不是单纯的免疫力低下，而是免疫系统对自身组织和器官攻击的结果，无法通过提高免疫力来根治此病。

那中医又是如何看待该疾病的呢？通过名字我们就能看出类风湿关节炎涉及人体多个脏器的功能失调。大家知道中医的"风寒湿痹"病证，具体来说就是风、寒、湿三者往往相互为虐。风邪导致疼痛游走不定，寒邪造成患处遇寒而加重，湿邪致使病处重着、肿胀。风寒湿邪能够合而为痹，其实与人体正气不足有很大关系。第一，我们说"治风先治血，血行风自灭"。不论是自然界中的"外风"，还是人体里的"内风"，倘若肝血充足，便可以"增液平风"。第二，寒主收引，当肾的功能衰退时，不但会发生以关节为代表的骨病，还会因肾阳不足而不能温煦人体，以致寒邪肆虐。第三，湿邪与人体的水液代谢能力息息相关，拥有一些中医知识的人都知道，水液代谢正常与否至少涉及脾、肺、肾三脏。此外，关节上的问题与肺的关系重大，肺主治节，凡是与节气、天气、规律相关的病症都与肺气不足有关。而肺在志为忧（悲），人的忧伤、怨气太过容易引发关节疾病。身心从来都是一体的，也许免疫系统对自身组织和器官的攻击，恰恰印证了我们内心的冲突。对于患有类风湿关节炎的患者，发作期应以祛风除湿、活血通络、止疼止痛为先。恢复期时，除了用理疗、艾灸培补正气外，还要重视补肝肾、益精血、补肺健脾、调节情志。

3. 恶性肿瘤——阴寒凝聚的结果

肿瘤是全身性疾病的局部反应，而令人闻之色变的癌症泛指恶性肿瘤，在中医里属于"癥瘕积聚"的范畴，其本质是阴寒凝聚。既然是个阴性病，肿瘤内部就不能容纳"阳"，因此"阳"就会聚集在肿瘤的周围，导致局部温度增高，其实这是人体的一种祛邪反应，就像受凉后的发热一样，目的是祛除病邪。中医还有个专门的词来形容恶性肿瘤——阴实。众所周知，阳化气，阴成形，凡是有形的东西都属于"阴"的范畴。而所谓"实"就是有实实在在的东西存在，人体有实证时，表现出的症状往往是连续性的。比如有人肚子疼，不管是因为进凉气还是吃坏肚子，随着排气、腹泻，症状就会逐渐消失。但如果是一天到晚、24 小时不间断地疼，你就要小心了，可能有东西长在里面了。再比如，有的人长期夜间 1～3 点准时醒来或不能入睡，就要留意肝脏是否已被有形之物占据。注意，这里的有迹可循是长期的、持续的，那种一过性的睡眠障碍不算在此列。

既然恶性肿瘤属于阴性的病，那么形成它的最大原因就是阳气不足。要知道，人体中的所有动能都属于阳，当人体衰老或早衰后，阳气亏虚、动能不足，就会有很多东西积累在身体里。除了衰老、早衰、形寒饮冷会导致阳气不足外，生气、郁闷、愤怒更是阳气生发的极大障碍。所以我们一定要有未病先防的观念，日常生活中对抗衰防老、调节情志加以重视，是预防恶性肿瘤的关键。

到目前为止，被现代医学命名的肿瘤名称不胜枚举，我们无法一一列举。不论是哪种恶性肿瘤，已经历过手术及放化疗的患者可以说已经完成"祛邪"这一环节，接下来一定要重视"扶正"，也就是要重视固护阳气、培补五脏。众所周知，"好坏细胞一起杀"的策略会导致患者脱发以及面部、手指变黑，这其实是肝肾损伤的迹象。因此，既病防变、已病防复就成了这一时期的重点，也就是强健其他脏腑的功能，防止病邪继续扩散以及祛除病灶的部位病邪死灰复燃，只有这样才能打破恶性肿瘤这一本虚标实的困局。

第四节 睡眠障碍

1. 失眠——让夜晚不再美好

睡眠是人类最基本的生理需求之一，我们一生中有大约 1/3 的时间在睡眠中度过，睡眠健康是人体的三大健康标准之一。为了保障全球人类的健康，自 2001 年起，每年的 3 月 21 日被定为"世界睡眠日"。

首先说睡眠的定义是什么？睡眠是身体和大脑的休息，这个期间我们的意识部分或全部丧失、身体机能部分停止，典型特征为静止体位和对外界刺激的敏感度降低。那么良好的睡眠到底有多重要呢？第一，保护大脑，恢复精力；第二，消除疲劳，恢复体力；第三，增强免疫力，维持机体的正常抗病能力；第四，减缓机体的衰老。

但是在压力、衰老、疾病等因素的影响下，睡眠结构常常发生改变且较难逆转，并由此引发了失眠。失眠是指虽然有合适的睡眠机会和环境，但对睡眠时间和（或）睡眠质量满意度不足，并伴有日间功能损害的一类病症。失眠让人们在漫漫长夜中辗转反侧，不能入睡。从长远来看，它不仅增加了人们患心脑血管疾病的风险，而且导致不良情绪，比如焦虑、抑郁等，使我们出现巨大的心理和经济负担。另外，长期摄入助眠药物也不利于身体健康。

现代医学认为原发性失眠主要与昼夜节律失常、睡眠－觉醒环路异常、神经递质稳态失衡、下丘脑－垂体－肾上腺皮质轴过度活跃、神经胶质细胞异常以及一些与睡眠－觉醒相关的细胞因子异常等有关。中医认为失眠症属中医学"不寐""不得眠""目不瞑"等范畴。《灵枢·大惑论》曰："病而不得卧者，何气使然……卫气不得入于阴，常留于阳。留于阳则阳气满，阳气满则阳跷盛；不得入于阴，则阴气虚，故目不瞑矣。"在老年群体中，"肾虚"是引发失眠的重要病机，肾为先天之本，亦为一身脏腑阴阳之本，肾虚则阴阳失衡、阳不入阴，故见失眠。一项临床研究发现，益肾强身丸、防衰益寿丸在治疗老年肾虚型失眠中总有效率可达91%，该对药能够较好地改善患者的睡眠质量，同时对于患者伴发的腰膝酸软、头晕头痛、神疲乏力、自汗盗汗、耳鸣、夜尿频多等症状也有明确的缓解作用。

那么如何预防失眠？一是饮食管理。应注意清淡饮食，多吃新鲜的水果和蔬菜，保证维生素与微量元素等营养物质的摄入，尤其是良好的睡眠，要避免接触兴奋性物质，如喝咖啡、浓茶等。不能利用酒精帮助入睡。二是运动管理。适当进行体育锻炼，可使身心放松。如慢跑、快走、游泳等，适当消耗体力。三是情绪管理。保持乐观、知足常乐的良好心态。四是培养良好的睡眠习惯。保持规律的生物钟、保证睡眠环境的安静舒适。睡前用温水泡脚，可起到促进气血运行、舒筋活络的作用。

2. 睡觉打鼾——警惕睡眠呼吸暂停综合征

睡眠呼吸暂停综合征是以睡眠中发生异常呼吸事件为特征的一组疾病，其不仅影响人的睡眠，还会增加肥胖、心脑血管病的发病率。睡眠呼吸监测是检查该病的主要方法，通过睡眠监测可以将其分为阻塞性睡眠呼吸暂停综合征和中枢性睡眠呼吸暂停综合征。

阻塞性睡眠呼吸暂停综合征指的是在睡眠过程中出现气道的部分阻塞或完全阻塞，同时伴有打鼾、血氧饱和度下降、白天嗜睡等临床表现。咽部肌肉张力减弱，咽腔缩小等解剖原因，构成了老年人患阻塞性睡眠呼吸暂停综合征的主要危险因素。不仅如此，随着年龄的增长，活动减少，机体代谢逐渐变慢，身体往往相比年轻时会逐渐"发福"，尤其对于老年女性来说，进入绝经期后，由于体内激素水平的变化，相较绝经前更容易发生脂肪沉积而引起肥胖，这些因素也给了该病以可乘之机。除此之外，男性的吸烟、饮酒也是睡眠呼吸暂停发病和加重的重要原因。

中枢性睡眠呼吸暂停往往由慢性心衰等躯体疾病或者药物等因素引起。人到老年，脏腑功能逐渐衰退，心脑血管疾病等便会找上门来，这些疾病是中枢性睡眠呼吸暂停发生的重要原因。加上老年人常常受失眠困扰，为了治疗失眠可能会服用一些有呼吸抑制副作用的药物，也会引起该病的发生。

《素问·逆调论》记载："不得卧而息有音者，是阳明之逆也，足三阳者下行，今逆而上行，故息有音者也。"这是中医对打鼾最早的描述，认为引起打鼾的主要因素是"阳明经气上逆"。现在研究则认为睡眠呼吸暂停综合征与中医的"痰"关系密切，常见的中医证型有痰热蕴结证、痰浊阻滞证、痰郁互结证等，并以此为基础进行辨证治疗。中医非药物疗法如针灸、推拿、膏药等也在该病的治疗中发挥重要作用。西医治疗该病的方法有手术、口腔矫正器和持续正压通气治疗。其中持续正压通气治疗是使用一种家用小型呼吸装置，帮助患者在睡眠时更顺畅地呼吸，从而达到治疗的目的。

因此，对于存在睡觉打鼾症状的老年人应当完善睡眠监测检查，以明确是否患有睡眠呼吸暂停综合征。对于已经诊断该病的患者，也应当引起重视，积极减重和治疗原发疾病，正确运用助眠药物，养成良好的睡眠习惯，拥有一个健康的睡眠。

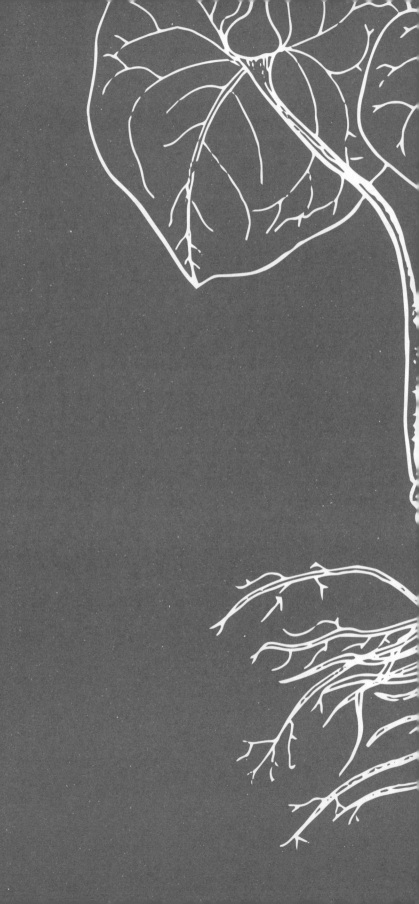

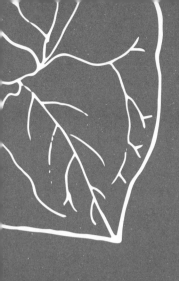

肆

【第四章】

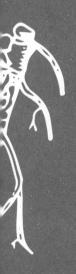

如何抗衰防老

两千多年前，始皇帝嬴政派徐福遍寻抗老仙药而不得，而在21世纪的今天，人们完全可以根据中西医不同优势，选择适合自己的抗衰防老方式。人体是一个复杂的生命系统，在生、长、壮、老、已的过程中会涉及物质、能量、信息等多层面的问题。那么在抵抗衰老、祛除病痛时到底该找西医还是中医？通过阅读本章，相信每位读者都将得到属于自己的答案。作者以北京同仁堂生产的经典抗衰防老药为例，向读者展示了祖国医药如何以平衡阴阳、五脏通调的整体观来达到抗衰防老的终极目标。通过这对经典抗老药，我们能够体会到人体内的"资源"充足、"渠道"通畅，以及精神稳定对于抗衰防老是多么地至关重要。

第一节　中西医各有所长

在本章开始前，我们首先要讨论一个问题：想要实现抗老防衰、保持健康的目的该选中医还是西医？对于这个问题，我们不妨从看病和用药两个方面来进行考虑，首先说看病。看病选择西医还是中医？笔者的建议是：通过解剖系统能医治的疾病该看西医，否则选择中医。例如牙疼、骨折、需手术类疾病，应首选建立在解剖学基础上的西医，而如果是功能层面或能量层面上的疾病，则选择中医。通过日常生活经验我们不难发现：西方医学擅长体检、急诊、手术，中医则擅长能量层面的疾病、退行性疾病，以及未病先防、病后防复。实际上，在很长一段时间里中医都没有器质性病变的概念，医治时也都是按照功能性障碍进行调理的，认为发生了器质性病变就为时已晚了。而在实际生活中，绝大多数情况是人们先患上功能性疾病，一拖再拖，或者治疗的方向不对，最后慢慢转化为器质性疾病。抗衰老通常体现在提升机体能量水平、推迟退行性疾病的发生，以及未病先防等方面，因此用中医的方式来实现抗衰老要更加合适一些。

那么用药呢？中药、西药在治疗具体疾病以及抗衰老方面的差异又在哪里呢？要回答这个问题，我们首先要知道：中、西药虽然分属于两套不同的医疗体系，但却可以从不同方向治疗同一种疾病。区别在于西药唯成分论、靶向明确，比如一类抗生素只针对一种病原体，一类功能药通常只解决一个问题，严格执行对号入座的原则。像著名的"三素"，即抗生素、维生素、激素，就是其典型代表。优点是特异性好、见效快，缺点是不会产生中药的那种改善身体内环境，即改善整个人体系统的多靶点、多层次、多指向的治疗效果。我们说中药可以实现同病异治、异病同治、内病外治、外病内治，也与上述特点息息相关。而中药的特异性则体现在开方、用药的灵活配置上，即针对不同的人，为其量身定制适合的方药。此外，造诣颇深的中医名家还讲究采用"对方"和"对药"，比如近现代中医临床家、教育家施今墨就善于将相互依赖、协同增效的两味药材或两组方药同时使用。用几组对药或一组对方围攻疾病时，往往效果立竿见影。另外，中药材都是天然的，那些草根树皮与同属于自然界的人类有着绝佳的亲和力，因此便于人体吸收利用且副作用小。由于同属大自然，中药可以有效地激活人体中的各种酶。那些天然的维生素、矿物质，以及药材的性、味，对于人体里的各种酶来说就是多靶点的催化剂，有利于激活人体的免疫系统、神经系统以及内分泌系统。这就解释了为什么中药可以改善人体的内环境，改善体质。

其实，人们在罹患疾病或发生衰老时，都不是简单的某一脏腑的问题，而是五脏六腑间失调的结果。拿子宫肌瘤举例：肌瘤在中医看来是痰瘀互结的结果，最起码涉及脾的运化和肝的疏泄功能失常，也就是涉及多脏腑的功能失调。要知道，任何一个具体病灶，不论是关节炎、肿瘤，还是耳不聪、目不明等，仔细想来都是人体系统性衰老的局部表现。而中药特有的升降浮沉、性味归经，在组方、配伍的加持下，对于功能性疾病、提升人体能量，特别是抗老防衰、对抗退行性病变，有着不可替代的天然优势。

1. 现代医学对抗衰老的研究日新月异

现代医学对人体寿命极限的预测约为 120 岁。然而全球人类的平均寿命与最高寿命仍有很大的差距，衰老和因衰老而高发的老年病是影响最高寿命的两大威胁。人类寿命延长而引起的长寿现象很可能是以遗传因素为基础，结合环境因素及生活方式的综合影响结果。

抗衰老是指基于衰老的机制，综合使用各种生物技术、健康产品及药物延缓衰老进程的主动健康策略。抗衰老的目标是少得病、晚得病，延长健康寿命。

抗衰老是衰老基础研究的应用出口，是实现健康老龄化的重要策略。抗衰老的策略包括清除衰老细胞、服用药物、限制饮食、干预肠道菌群（肠道微生物）、补充干细胞和活性因子等方面。其有效方案通常是多种策略的综合运用，可能包括适量饮食、适度运动、良好的心理状态、适当补充健康产品等各个方面。

多项科学研究结果表明，从中年开始抗衰老可能最好。从幼儿期、青年期、中年期到老年期的生命周期中，老年期出现不同于青年期的生理衰退现象即衰老的表型。此外，中年（国外定义为45～65岁）的人体已经逐渐出现了一些与衰老相关的较明显变化，已积累了一定的损伤。因此，抗衰老从中年开始，效果会更好。这也和中医理论相一致。

2. 中医药抗衰老的认识源远流长

中医学对于延缓衰老有着相当丰富的理论和实践经验，从《黄帝内经》养生抗衰的理论到今天多学科对中医药延缓衰老的研究，都极大地丰富了现代养生抗衰老的内容，也必将在人类挑战衰老、防治老年疾病的实践中发挥重要作用。

东汉王充在《论衡》中就指出"强寿弱夭，谓禀气渥薄也"，可见寿命的长短，取决于先天体质的强弱，先天的差异体现在机体抗病抗衰方面的强弱，说明人类的衰老和遗传因素有密切关系，因遗传特点不同，衰老速度也不一样。《素问遗篇·刺法论》中所谓"正气存内，邪不可干"。若先天不足，肾气虚衰，抗病抗衰能力减弱，则易衰老。现代医学认为，神经、内分泌、免疫三大系统对人体功能的调节起主要作用。肾主藏精，"肾主骨生髓"、"脑为髓之海"，提示中医学"肾"的功能包含了现代神经、内分泌和免疫系统的主要功能。

《景岳全书·虚损》中指出"盖人有生以后，赖后天精气为立命之本……但知自珍而培以后天，则无不获寿"。元代刘完素《素问病机气宜保命集》曰："修短寿夭，皆人自为。"可见后天失调在衰老因素中占有重要地位，其因素包括很多，如环境、精神、营养、饮食、起居、房事、劳动、锻炼、疾病、药物等。

如果注意后天的调节，则度百岁乃去。如果忽视后天的调养，则易身患诸疾，夭折寿短。

中医防病保健强调"恬惔虚无""精神内守"。如《素问·上古天真论》说："恬惔虚无，真气从之，精神内守，病安从来？是以志闲而少欲，心安而不惧，形劳而不倦，气从以顺，各从其欲，皆得所愿。故美其食，任其服，乐其俗，高下不相慕，其民故曰朴。是以嗜欲不能劳其目，淫邪不能惑其心……所以能年皆度百岁而动作不衰。"

同时饮食有节，顺应自然。《灵枢·岁露论》曰："人与天地相参也，与日月相应也。"人是自然界的产物，天人相应，顺应自然环境变化规律是养生的基本法则。《素问·脏气法时论》记载的"五谷为养，五果为助，五畜为益，五菜为充，气味合而服之，以补精益气"，也提出了合理膳食的养生原则。《素问·上古天真论》指出："上古之人，其知道者，法于阴阳，和于术数，食饮有节，起居有常，不妄作劳，故能形与神俱，而尽终其天年，度百岁乃去。"总结上古之人健康长寿的方法：首先要顺应自然规律，根据正确的养生方法进行锻炼，饮食有节制，起居有节，不过度劳累（包括房劳），这样才能形神俱备，"终其天年"。

而养生的终极目标是保养生命，健康长寿，老而不衰。药王孙思邈是历史上公认的长寿之人，他提倡针对性地服用药物，以益寿延年、防老抗衰，主张"人年四十以后，美药当不离于身"。大明医圣李时珍称抗衰老为"养生求安乐"，并认为保养脾胃和补益肝肾，调摄饮食起居，调摄情志均为抗衰老的重要方面。

数千年来，后世医家不断探索与实践，积累了完善的抗衰老理论与方法，创造了大量具有益寿、延年、增寿、耐老功效的抗衰老方剂，散落在中医古籍中，为中医学抗衰老研究留下了丰富而宝贵的遗产。

在接下来的篇幅里，笔者将向读者展现祖国医药在抗衰防老这一问题上的天人合一观，即人是一个整体、人与自然也是一个整体。

第二节　抗衰防老 食疗与药膳

　　中国自古以来就注重养生，抗衰防老历史悠久，经验丰富。古人在寻找食物的漫长过程中，逐渐发现一些食物对于身体有益，或缓解痛苦，或延年益寿，在运用这些具有不同功效的食物的时候就慢慢积累了丰富的抗衰防老经验。中医"药食同源"的理论就在此基础上产生，认为药与食既有同处，又有异处，药既可以入食，食又可以为药，若在此基础上再结合我国的烹饪技巧，就能既兼顾口味，又具备养生功效，食疗与药膳也就由此诞生。一般来说，食疗是指应用具有药理作用的食物；药膳则是根据辨证论治，以药入食；两者做法相似、作用相似，均可用于临床的防治疾病，强身健体，抗衰防老。下面就来简单介绍一下抗衰防老的食疗与药膳。

一、食疗

众所周知，中国美食闻名天下，我们拥有着世界上最古老的餐饮文化之一。在这悠长的历史长河中，人们发现了不少可以抗衰防老的食疗方法，并对食疗原则进行了一定的汇总与总结。

1. 食疗有节

首先是饮食有节制。食疗在中国已有数千年的历史，最早的食疗原则可见于《黄帝内经》，其载"大毒治病，十去其六；常毒治病，十去其七；小毒治病，十去其八；无毒治病，十去其九；谷肉果菜，食养尽之，无使过之，伤其正也"。过度食用一些瓜果蔬菜会损伤人体正气，即食养也需恰如其分，不可过而食之。其次饮食要均衡。《素问·脏气法时论》指出"五谷为养，五果为助，五畜为益，五菜为充，气味合而服之，以补精益气"。不同的食物功效不同，各种食物需合理搭配、不偏食、不乱食方能扶助人体正气。不少人觉得某类食物可养生，如莲子、雪梨等，殊不知若不知节制，不懂搭配，反而会耗伤人之正气，不利于抗衰防老。我们推荐适当地服用适合自己的有药效的食材，但要以和为度，即症状消失，则开始减量或者停服。如心烦意躁，夜难入眠者可吃莲子心清心火，而常服莲子心则损伤脾胃，影响消化；喉中有痰或干咳无痰者宜食雪梨以润肺化痰，但雪梨生津，一次性过多服用则会泄泻不止，反而伤精耗液。因此要根据自己的情况选择不同的食物，适当地食用，均衡饮食。

2. 顺应天时

"天人合一"是中医养生学里的重要原则。中医认为人是一个整体，人与自然也是一个整体，一年四季的变化随时影响着人体。人体的五脏六腑，四肢九窍，筋脉皮肉骨等的功能活动与季节的变化息息相关。《素问·四气调神大论》载："夫四时阴阳者，万物之根本也，所以圣人春夏养阳，秋冬养阴，以从其根，故与万物沉浮于生长之门。逆其根，则伐其本，坏其真矣。"即人应顺应自然环境、四时气候，即春暖、夏热、秋凉、冬寒的变化，并根据四季变化主动调整饮食，增强体质、预防疾病，从而达到延年益寿的目的。《饮膳正要》中记载："春气温，宜食麦以凉之……夏气热，宜食菽以寒之……秋气燥，宜食麻以润其燥……冬气寒，宜食黍以热性治其寒。"这里强调了不同的季节其气候特点不同，选择的食材也有所区别，选择适当的食物方可避时邪，助正气，从而强身健体，却病延年。那么不同的季节，应该做什么样的选择呢？春属木，与肝相应，"养肝之体用酸，疏肝之气用辛"，春季阳气初生，宜食辛甘发散、清淡可口食物，如豆芽、柑橘、香菜、豆豉等。中医把夏季分为夏和长夏，夏五行属火，长夏五行属土，在五脏中分属于心、脾，此时宜多食酸味以固表，多食咸味以补心；酸味可起到收敛作用，防止出汗过多；咸性寒凉，可起到清火散热的作用，同时补充因出汗过多而丢失的盐分，如西瓜、绿豆汤、酸梅汤、生脉饮等。秋属金，与肺相应，最是喜润恶燥，根据中医"燥则润之"的养生原则，饮食应以养阴清热、润燥止渴、静心安神的食品为主，可多食一些芝麻、蜂蜜、百合、银耳、秋梨、山药、萝卜、柿和橘之类的具有滋阴、润肺、养胃、生津作用的食物。冬属水，与肾相应，主蛰藏，饮食要以温热为主，如食用糯米、狗肉、羊肉、大枣、桂圆、芝麻、韭菜等，少吃冷饮、海鲜等寒性食物。

3. 辨识体质，合理用膳

食物与药物相似，具有四气五味，食疗正是利用食物的不同性味以实现防治疾病、抗衰防老的目的。要想正确应用食疗，达到以食疗抗衰防老的目的，首先需要掌握食物的不同性味，根据体质合理选用。中医将人的体质进行了分类，认为人的体质有平和、阳虚、阴虚、气虚、痰湿、湿热、血瘀、气郁、素禀异质之分，病证有阴阳、寒热、虚实之别，食物也有寒热温凉之异。但是食物一般只分为温热性和寒凉性两类，而介于两类之间，微寒、微热则归入平和性。食疗时则应针对不同的体质与病证，施以恰当的食材，其原则是"寒者热之""热者寒之""虚者补之""实者泻之"。如湿热体质或阳证、热证患者，宜食寒凉性食物以清热解毒，如西瓜、梨、苦瓜、绿豆等；阳虚体质或阴证、寒证患者宜食温热性食物以温阳散寒，如生姜、韭菜、桂圆、羊肉、狗肉等。对于老年患者，脏腑功能逐渐下降，肾精亏虚，可适当食用黑芝麻、羊肉、山药、猪蹄等食物。

二、药膳

药膳发源于我国传统的饮食和中医食疗文化，是中国传统的医学知识与烹调经验相结合的产物，它将中药与某些具有药用价值的食物相配伍，"寓医于食"，既将药物作为食物，又将食物赋以药用，药借食力，食助药威，两者相辅相成，相得益彰；既具有较高的营养价值，又可防病治病、保健强身、延年益寿。

药膳的基本原则同食疗相似，是以五脏为中心、以阴阳五行为理论基础，以辨证论治为施膳原则。人是一个整体，人体的脏腑、经络和组织在功能上相互影响、相互牵制、相互融合，不可分割。中医药膳将此观念融合到该理论体系中，认为膳食可以影响到人体的生理和病理，并以中医五脏为中心的整体观念，来辨证地认识疾病，组方施膳。膳食分五味，五味对应五行和五脏，即酸入肝属木，苦入心属火，甘入脾属土，辛入肺属金，咸入肾属水。摄入食物的五味要均衡，不可偏盛，过食酸味伤脾、过苦伤肺、过辛伤肝、过咸伤心、过甘甜伤肾，药膳食疗需严格遵守中医五行的施膳原则。施膳时需因人、因时、因地辨证而用。而老年人群随着年龄的增长，脏腑功能减退，气血津液明显不足，脾胃功能较弱，药膳调理应以补养为主，宜选用具有补肾填精、养血益气功效的药膳，饮食上宜清淡、易消化，要注意固护脾胃，防衰抗老也应遵循上述原则。

接下来为大家列举一些临床常见的防衰抗老之食材药膳以供参考。

海参

海参不仅仅是我们熟知的食物，也是一种中药材，它是生活在海边至 8000 米深的海洋软体动物，具有丰富的营养价值与药用价值，因"其性温补，足敌人参"而得名。海参味咸，性温，归心、肾两经，其补肾益精、养血润燥、滋养五脏之功效，被多部著名药典所记载，被誉为"百补之王，养血之神"，具有治精血亏损、虚弱劳怯、阳痿、梦遗、小便频数、肠燥便艰之效。《本草从新》言其可"补肾益精，壮阳疗痿"；《随息居饮食谱》谓其"滋阴，补血，健阳，润燥，调经，养胎，利产。凡产后、病后衰老尪羸，宜同火腿或猪羊肉煨食之"。现在多认为海参为滋养品，它富含蛋白质、多糖类、矿物质和微量元素等多种营养成分，适用于气血不足、营养不良、病后产后体虚的人食用。

现代药理学认为海参具有一定的抗肿瘤、抗凝血、改善血脂、强身健体之效，对于一些放射性损伤、血脂异常、记忆损害都有不同程度的改善作用。海参胆固醇含量低，脂肪含量相对少，是典型的高蛋白、低脂肪、低胆固醇食物，易于消化，适合老年人、儿童以及体质虚弱的人食用。其含有硫酸软骨素，有助于人体生长发育，可以抑制肌肉的老化，能够延缓人体的衰老，增强机体的免疫力，是一种养生益寿的食疗佳品。

鱼鳔

鱼鳔俗称鱼泡，对喜爱它的人来说是不可多得的美食。鱼鳔不仅是筵席上的名菜，并且还有滋补和药用价值。其含有的生物大分子胶原蛋白，主要成分为高级胶原蛋白、黏多糖，易于吸收和利用，是人体补充、合成蛋白质的原料，并且鱼鳔还含有丰富的维生素及钙、锌、铁、硒等多种微量元素，可以水溶液的形式储存于人体组织中，从而改善组织的营养状况和新陈代谢。中医认为鱼鳔味甘，性平，入肾经，具有补肾益精、滋养筋脉、养血止血、散瘀消肿之效，可治肾虚滑精，产后风痉，破伤风，吐血，血崩，创伤出血，痔疮等病。现代药理发现用鱼鳔配合中药可治疗消化性溃疡、肺结核、风湿性心脏病、再生障碍性贫血及脉管炎等疾病。

鱼鳔可延缓衰老，增强免疫，抵抗癌症。现已有研究证明，富含胶原蛋白的食物可通过含有胶原蛋白的结合水，来影响某些特定组织的生理功能，从而促进生长发育，增强抗病能力，起到延缓衰老和抵御癌症的效果，鱼鳔恰好是其中的一种。鱼鳔还能增强胃肠的消化吸收功能；增强肌肉组织的弹力，增强体力，消除疲劳；又能滋润皮肤，使皮肤细腻光润，避免枯燥十裂；还能加强脑与神经功能，促进生长发育，提高思维灵敏度和智力水平，可防止智力减退。

鸡肉炖银耳

〔材料〕鸡脯肉 100g，银耳 75g，蛋清 100g，牛奶、黄瓜、胡萝卜各 50g，淀粉 25g，味精 5g，香油 25g，花生油 50g，白糖、料酒各 10g，姜、葱各 5g。

〔制法〕将鸡脯肉剁成茸入碗，加入蛋清、牛奶、淀粉搅匀；银耳用温水泡发，去蒂洗净；黄瓜、胡萝卜切片，将花生油烧至六成热时，加入调好的鸡茸液，待浮起后捞出，用开水焯洗去浮油，并倒出余油：将香油烧热，加入葱、姜末煸炒，再加入鸡茸、银耳、黄瓜片、胡萝卜片、开水、调料煮沸后稍煨片刻，放汁芡，淋入明油，盛盘。

〔功效〕本方补益五脏，适用于脾胃虚弱、肺阴不足者，尤其适宜老年人，有健身益寿、抗衰老之功；近年来科学家研究提出，银耳可提高人体的免疫功能，所含银耳多糖对癌细胞有一定的抑制作用。

山药黑芝麻粥

〔材料〕山药 15g，黑芝麻 120g，冰糖 125g，粳米 60g，牛奶适量。

〔制法〕粳米淘净，浸泡 1 小时捞出滤干，山药切细，黑芝麻炒香；三料同置盘中，加清水，牛奶拌匀，磨碎后滤出细茸，然后倒入锅内，用文火煮沸，调入冰糖，不断搅拌成糊；每服 2 汤匙，日 2 次。

〔功效〕本方益脾补肾，润肠滋燥，适用于动脉硬化、体弱多病、须发早白、便秘者，老年人常服可滋补身体，抵御衰老。

百子麦冬杞贝羹

〔材料〕百合 30g，太子参 20g，麦冬 10g，枸杞子 15g，川贝母 10g，冰糖适量。

〔制法〕将百合用温水泡软备用。将太子参、麦冬和枸杞子洗净，沥干备用。将川贝母除去杂质，淘洗干净备用。冰糖打碎备用。将上述百合、太子参、麦冬、枸杞子和川贝母放入锅内，加 250～300ml 水，用武火煮沸后，改用温火煎煮 30 分钟，加入冰糖适量即成。

〔功效〕本方益气养阴、培补肝肾、止咳平喘，适用于中老年者，对病后肝肺肾阴亏虚损之人尤为适宜，是气阴两虚之咳喘咯痰、气短无力、口干舌燥、视物模糊及虚烦不寐等症者的食疗佳品。另外，深秋时节，草木渐枯，燥邪干涩，易伤津耗液，人体处于阴亏燥热的亚健康状态，经常服用，其效果尤甚。

第三节 抗衰防老 经典中药

1. 茯苓

茯苓为多孔菌科真菌茯苓的菌核，多寄生于松科植物的树根上，古人认为茯苓乃古松灵气，沦结成形，久服安魂养神，不饥延年。其味甘，性平，无毒，归心、脾、肾经，《神农本草经》将其列为上品。茯苓具有利水渗湿、健脾、宁心安神的功效，可用于治疗水肿尿少、痰饮眩悸，脾虚食少、便溏泄泻，心神不安、惊悸失眠等症。现代药理研究表明，茯苓煎剂、糖浆剂、醇提取物、乙醚提取物，分别具有利尿、镇静、抗肿瘤、增加心肌收缩力的作用。茯苓多糖有增强免疫功能的作用。此外，本品还有护肝、降血糖、延缓衰老、抗胃溃疡作用。

2. 枸杞子

枸杞属药食同源的植物，为茄科植物枸杞的干燥成熟果实，以宁夏产为道地药材。俗话说"人到中年不得已，保温杯里泡枸杞"，自古以来，人们就认为枸杞子是延年益寿的灵药，《神农本草经》谓其"久服坚筋骨，轻身不老"，《本草汇言》载其使"气可充、血可补、阴可生、阳可长、火可降、风可怯，有十全之妙焉"。其味甘，性平，归肝肾经，可滋补肝肾，益精明目，用于肝肾阴虚，精血不足，腰膝酸痛，眩晕耳鸣，阳痿遗精，内热消渴，血虚萎黄，目昏不明之症者。现代医学认为枸杞子能显著提高机体的非特异性免疫功能。枸杞多糖能提高巨噬细胞的吞噬能力。其水煎剂能明显增加空斑形成细胞的数量，对细胞免疫功能和体液免疫功能均具有调节作用。枸杞子还有抗氧化、抗衰老、降血脂、降血糖、抗肿瘤、抗诱变、抗辐射、降血压作用，枸杞子浸出液对金黄色葡萄球菌等 17 种细菌有较强的抑菌作用。

3. 地黄

地黄始载于《神农本草经》。地黄之名，"地"意示其品质，古有"浮者名天黄，半浮半沉者名人黄，沉者名地黄"之说，且以入药沉者为佳，"黄"意为其色，本品鲜者外表色浅红黄。一说，地黄又名地髓，是指吸收了土气之精髓，地黄种植 1 年后，地就变苦了，10 年土味才转甜，足见其珍贵。地黄分为生地和熟地，生地甘寒色黄，可清热凉血，养阴生津；熟地甘温

【人参】

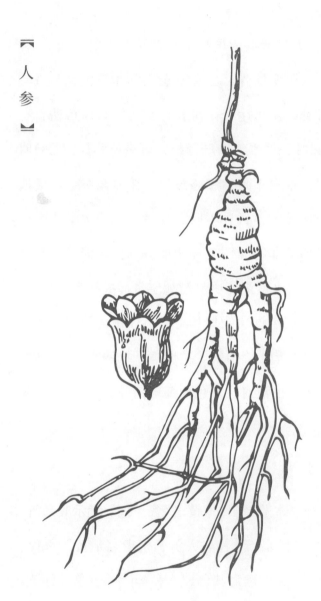

色黑，入肝肾经而补血滋阴，益精填髓。地黄浸剂、醇浸膏及地黄苷均有一定的降血糖作用。地黄苷、地黄低聚糖可增强体液免疫和细胞免疫功能。此外，其还具有抗胃溃疡、促进造血、止血、降压、抗骨质疏松作用，对脑缺血、脑损伤及神经衰弱具有保护等作用。熟地是生地的炮制品，其化学成分与生地相类似，其水煎液、醇提取物对失血或缺铁性贫血模型动物有促进造血作用；地黄寡糖及梓醇有降血糖作用，地黄多糖及低聚糖有提高免疫功能作用。此外，本品还有抗衰老、防止骨质疏松等作用。

4. 人参

人参是五加科草本植物，多生长在土壤疏松肥沃的深山老林中，有着"百草之王"的美誉，因而也算得上是名气最大的一味中药了。中医认为，人参味甘、微苦，性平，归肺、脾、心经，具有大补元气、补脾益肺、生津、安神益智等功效。古代中医药典籍《神农本草经》将其列为上品，载其能"补五脏，安精神，定魂魄，止惊悸，除邪气，明目开心益智，久服轻身延年"。现代药理学研究也发现，人参及其所含的多种活性成分具有延缓细胞衰老的作用，比如人参皂苷 Rb1 就有延缓神经系统衰老的作用，而另外一些活性成分如人参皂苷 Rg1 也有延缓免疫系统衰老、抑制肿瘤细胞生长的作用。

【肉苁蓉】

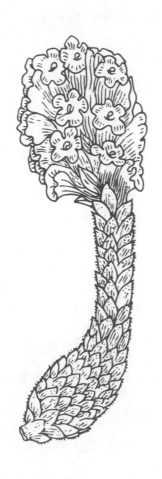

5. 山药

山药，别名薯蓣，是药食两用之品。山药的食用方法很多，可以煮粥、做菜、熬汤，如山药小米粥、山药八宝粥、肉片山药、排骨炖山药、菌菇山药汤等。它口感独特、营养丰富，广受人们喜爱。作为中药，其味甘、性平，归脾、肺、肾经，《本草纲目》中记载山药能够"补虚赢，除寒热邪气，补中，益气力，长肌肉，强阴。久食薯蓣，令人耳聪目明，轻身不饥，延年益寿"。现代研究发现，山药多糖、山药皂苷是山药中主要活性成分，除此之外，山药还包含赖氨酸、组氨酸、精氨酸等17种氨基酸，这些氨基酸不仅单独为人类机体的各种生命活动提供代谢与营养物质，还可以合成各种各样功能不一的蛋白质，在人体的组成和生命活动的调节中扮演着不可或缺的角色。

6. 肉苁蓉

肉苁蓉是我国传统名贵中药材，被誉为"沙漠人参"，《神农本草经》中记载其"味甘，微温。主五劳七伤，补中，除茎中寒热痛；养五脏，强阴，益精气，多子；妇人癥瘕，久服轻身"，是补虚、补肾的重要中药。中医认为肾为先天之本，肾中藏纳元气，是人体生命活动、生长发育的"原动力"。随着人体衰老，肾中精气亏虚，元

【冬虫夏草】

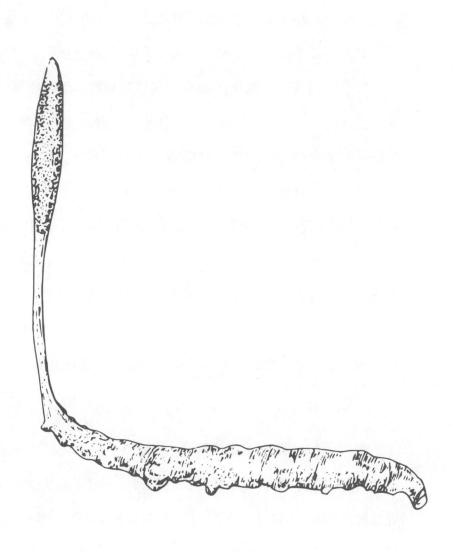

气不足，继而脏腑生理活动减退，百病丛生。肉苁蓉是一味药性平和补益药，其味甘、咸，性温，《本草汇言》认为肉苁蓉"温而不热，补而不峻，暖而不燥，滑而不泄，故有从容之名"。因此不少针对老年疾病的中医经典方剂中都有肉苁蓉的使用，如中医名方"济川煎"便是用于治疗老年虚性便秘的方子，方中肉苁蓉扮演重要角色，既能够补肾助阳，又可以润肠通便，实乃一举两得之举。

7. 冬虫夏草

冬虫夏草作为一种增强免疫力和抗衰老的补药被广大人民认可和使用，是一种名贵的中药材。其味甘，性温，归肾、肺经。《本草从新》记载其具有"保肺益肾，止血化痰，止劳嗽"的功效。冬虫夏草，为平补肺肾之佳品，功能补肾益肺、止血化痰、止咳平喘，尤为劳嗽痰血多用。与鸡、鸭、猪肉等炖服，有补肾固本、补肺益卫之功，适用于病后体虚不复或自汗畏寒者的调养；与人参、黄芪、胡桃仁等同用，以增强补肺益肾、纳气平喘之功，适用于肺肾两虚、摄纳无权、气虚作喘者的调养；还可与沙参、川贝母、阿胶、生地、麦冬等同用，可以润肺化痰，用于久劳嗽痰咳血者。现代药理研究发现，冬虫夏草能显著增强抗衰老能力，在抗肿瘤、免疫调节、降血糖、抗氧化、对肾脏的保护作用等方面均有良好作用。

8. 黄精

黄精是我国自古以来广泛应用的传统中药材，一种非常重要的药食两用的草本植物，味甘，性平，归脾、肺、肾经，具有补气养阴、健脾润肺、补肾益精的功效，常用于治疗肾虚精亏、脾胃虚弱及肺虚燥咳等症。《神仙芝草经》就记载："黄精宽中益气，使五脏调良，肌肉充盛，骨髓坚强，多年不老，颜色鲜明、发白更黑，齿落更生。"表明黄精自古以来就是抑制衰老、保精养颜、延年益寿的重要中药。在传统中医学中，黄精是可以长期使用的，具有抗衰老、滋阴补虚、强身健体作用。主要药理作用为延缓衰老、增强记忆力、调节和增强免疫功能、降血压、调血脂、保护心血管系统、抗炎和抗病毒等。现代药理研究认为，黄精抑制衰老的作用与其调节和增强动物机体免疫功能、减少膜脂质过氧化反应、减少氧自由基的产生、增强体内保护因素等有关。黄精含有多种对人体有益的生物活性成分以及多种人体必需氨基酸，多种微量元素等。其中黄精多糖具有抗衰老、抗炎、抗病毒、延长动物寿命等作用，对化学性的肝损伤有修复保护作用，还可通过改善脑功能加强大脑的记忆功能，也可达到延缓衰老的目的；黄精甾体皂苷具有化痰止咳的功效，除此之外，其他皂苷还有抗炎、抗真菌、抗肿瘤等作用；黄精的蒽醌类化合物和生物碱具有抗菌、抗病毒、泻下、止血、利尿、抗肿瘤、免疫调节等作用；黄精中的木脂素类成分亦具有极其显著的抗病毒、抗肿瘤、保肝和抗氧化作用。

9. 柏子仁

柏子仁又名柏实，徐灵胎曰："柏得天地坚刚之性以生，不与物变迁，经冬弥翠，故能宁心神，敛心气，而不为邪风游火所侵克也。"其味甘质润，气香性平，多含油质，归心、肾、大肠经，主入心经，具有养心安神之功效。《神农本草经》谓其"主治惊悸，安五脏，益气，除风湿痹"，能补助心气，治心虚惊悸怔忡；滋润肾水，治肾亏虚热上浮；虽含油质甚多，而性不湿腻，且气香味甘实能有益脾胃。本品主要含柏木醇、谷甾醇和双萜类成分；又含脂肪油，并含少量挥发油、皂苷、维生素 A 和蛋白质等。现代药理研究表明柏子仁具有延长慢波睡眠期的作用，还能够改善阿尔茨海默病模型大鼠的学习与记忆能力。

第四节　抗衰防老经典方药

　　自古以来，人类对永葆年轻这件事都有着执着的追求，因此才会有"长生不老""返老还童""青春永驻"等词汇出现。但是，现代科学告诉我们，衰老及其导致的多系统老年性疾病，正在严重影响人类的寿命和健康。衰老属于自然规律，是一个无法逆转的过程，但我们可以减缓衰老的速度，只要将衰老控制住，那衰老带来的相关疾病也可以得到控制。

　　我们说生命本就是成长与衰老同步作用的结果，衰老本身并不可怕，可怕的是未老先衰。一旦"土地"中的养料过早消耗殆尽，生命之花也将随之黯然失色。其实人体如同一块田地，需要不断补给肥料，才能使其孕育出勃勃生机。古人曾言年过四十，当美药不离其身，明代医学家张景岳提出了"中年求复，再振根基"的养生原则，也就是说，有针对性地服用药物，以益寿延年、抗老防衰实乃明智之举。

一、益肾强身丸和防衰益寿丸

顾名思义，益肾强身丸和防衰益寿丸是益寿延年、抗衰防老的一组方药。这组方药是根据中医学家施今墨先生20世纪50年代提出的"追肥抗老返青"独特抗衰防老理念而精心研制的经典方药。

1. 方药的组成功效

益肾强身丸（也称抗老延年丸，补固精气方）是施今墨先生对药理论的经典名方。中医界同道也熟知他特别善于双药合用，形成自己用药特点，或一寒一热，或一升一降，或一气一血，或一散一收，或一阴一阳，或一脏一腑，非常符合中医理论"阴平阳秘""以平为期"的原则，起到正反双向调节的作用。本方共有20种中药，其中有7组对药。主要药物有何首乌、紫河车、山药、珍珠、琥珀、黄精等，能填精髓、养气血、调脏腑、固本元，全面调理人体。

组方以熟地、紫河车、黄精、何首乌为君药，益肾填精，补气养血。黄芪、山药、茯苓、胡桃仁、黑芝麻、黑豆为臣药，加强君药健脾益气、补肾固精之效，且能润肠通便，补而不滞。

天冬、麦冬、玄参同伍，扶佐君药，滋阴益胃，生津润燥，性寒反佐；芡实、侧柏叶扶佐何首乌用于肝肾不足、须发早白之症，且固涩配伍；珍珠、琥珀、龙骨配合，扶佐君药，加强镇心安神、行血散瘀、益肾固精之功。大青盐其味咸润下，引药入肾，直达病所，与大枣配合引群药入脾胃、肾经，发挥更好的协同作用，均为使药。

全方匠心独运，重点使精、气、神、血配备平衡，共奏益肾填精、补气养血之功，适用于肾精不足，气血两虚，胸闷气短，失眠健忘，腰酸腿软，全身乏力，脑力减退，须发早白等症。本方配伍精专，脾肾兼顾，补而不燥，滋而不腻，益气之中又有升阳，养血之中又有活血，益精之中又有固涩。从本方的配伍组合来看，施今墨先生不但善用益肾填精、补气养血之品，而且寓以精以涩为固，气以升为补，血以活为补的理论发挥。本方具有抗衰老，抗疲劳，保护脏腑，补益气血，填精固本的作用。

防衰益寿丸（也称保护脏腑方）。防衰益寿丸共有59种中药，主要药物为人参、冬虫夏草、海参、淡菜、三七、枸杞、丹参、何首乌。方中含左归丸、人参养荣丸、龟鹿二仙胶、七宝美髯丹、还少丹、大补元煎、柏子养心丸、二至丸、三黄丸、四逆散等化裁组成，集益精补肾、双补气血、养心安神、补血和肝、健脾益气诸法于一体，又佐以清热泻火、理气活血等制约之法，通补五脏，体现了复方多法制剂特色。

组方以人参、熟地、鹿角、冬虫夏草为君药，滋阴助阳，阴阳双调，培元固本。龟甲、山茱萸、枸杞、黄芪、白术、鹿筋、菟丝子、女贞子、旱莲草为臣药，龟甲、山茱萸、枸杞同伍，加强君药滋补肝肾、养血补心、固摄下元之功；黄芪、白术并用，加强君药的健脾补气、升阳固表之功；鹿筋、菟丝子加强君药的助阳、固精，补肝肾、壮筋骨之效；女贞子、旱莲草同伍为二至丸，加强君药补肝肾，益阴血之功。银耳、淡菜为佐药，均为药食共用之品，能辅佐君药补肝肾、益精血，滋阴润肺，以妨温补伤阴之弊；柴胡、枳壳、沉香、陈皮合用，扶佐君药以疏肝理气，降逆和胃，宽胸消胀，在大队补益品中，佐以行气降逆之品，以妨补而壅滞之弊；黄芩、黄连、黄柏同伍，反佐君药以清上焦、中焦、下焦湿毒之火，连同牛黄均为寒凉之辈，以妨温补助火之弊；龙眼肉、石菖蒲、远志同伍，扶佐君药益心气，养心血，安神定志，交通心肾，开窍醒神。大枣、甘草共为使药，既能补脾益气生血，甘草又能调和诸药。其他尚有 31 味药，均能按照配伍原则与施今墨先生的经验归类（因药味过多暂略）。

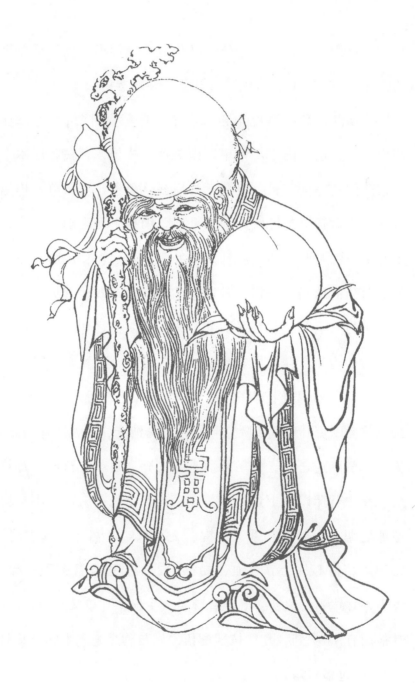

全方组配共奏滋阴助阳、阴阳双调、培元固本之功，用于治疗脏腑功能失调，气血阴阳俱损，见有面色无华，心悸怔忡，气短懒言，神疲乏力，动则作喘，喜出长气，畏寒肢冷，失眠健忘，多梦，五心烦热，盗汗或自汗，头目眩晕，食欲不振，便溏或便秘，月经不调，小便频数或夜尿多等症。本组方药多而不杂乱，可称为"善补阴者，从阳补阴，善补阳者，从阴补阳"，为阴阳双调、培元固本，脾肾兼顾，水火既济补益剂之范例。

2. 方药的组方特点

从益肾强身丸和防衰益寿丸的组方用药分析，益肾强身丸和防衰益寿丸均为古方大剂模式，涵盖了与宫廷医学中所收载的清宫寿桃丸、清宫八仙糕、固本仙方、长春益寿丹、五芝地仙金髓丹等诸多益寿防衰名方的主要药味。施今墨先生创方不拘泥于肾虚、气虚等单方面的补益，而是取百家之长，补各病之虚，实现通调机体阴阳平衡、补益五脏六腑之虚，是抗衰防老方剂的大成之作。

施今墨先生认为"古人谓精、气、神谓人身之三宝，原无血字，本方加入补血之品。盖以气、神为阳，精、血为阴，配备平衡，方免偏胜。太极阴阳，如环无端，平衡则相抱相守，不平衡则渐离渐远，离远脱环则散矣，故常服此药，能令精气不散，不言神而神在其中矣"。

施今墨先生强调益肾强身丸和防衰益寿丸早晚分服，配为对药，一个补气血，一个健脏腑，各有侧重而又协同增效，相得益彰，两方共奏滋阴助阳、阴阳双调、培元固本之功，旨在"补固精血神气"和"保护脏腑"功能。既体现了施今墨临床对药的用药特色，也彰显了施今墨抗衰防老的"追肥"理念。

施今墨先生还强调此类方药应该在40岁以后，最迟不超过50岁开始服食，且需服用一年以上，之后可随时按气、血、脏、腑各部亏弱之处，选配适合之药，间歇服用，剂量也可适当加减，每年服食数月，保持平衡，勿中断。他主张抗老强身必须由本源着手，否则只知节流，不知开源很难达到预期效果。

抗衰防老药和因病服用的药物一般需要常年服用，根据药食同源和食养食治理论，施今墨先生遣药组方多用食药两性之品：山药、茯苓、龙眼肉、枸杞、芡实、鱼鳔、松子仁、莲子、珍珠、首乌、人参、黄精、冬虫夏草、鹿筋、海参、淡菜、银耳、三七、核桃、黑豆、大枣、芝麻等，保证患者服用的安全性，该类药物性质平和，易于消化吸收，且无刚燥滋腻之偏性。

方中共选用 70 味中药材（两方重复用药 8 味和大青盐除外），其中人参、冬虫夏草、鱼鳔、海参、阿胶、黄精、鹿角、鹿筋、龙眼肉、银耳等多被中医文献记载为具有抗衰老作用。另外，益肾强身丸和防衰益寿丸包含了古代抗衰老方剂中出现的高频药物中的诸多药味，归经涉及五脏多腑，正如前文所述，中药特有的性味归经、升降浮沉决定了它多靶点、多层次、多指向的治疗特点。因此我们说益肾强身丸和防衰益寿丸，温凉并用、补泻兼施、五脏通调，充分彰显了中医药的整体观，体现调节阴阳、调理气血、温凉并用、补泻兼施、安五脏以补肾为主的组方原则与和谐健康的学术观点。

3. 益肾强身丸、防衰益寿丸背后的故事

益肾强身丸、防衰益寿丸是施今墨先生从追肥抗老返青理念出发所研制的一对抗老防衰经典名方，它的问世也有着鲜为人知的故事。

施今墨先生（1881～1969 年）是我国近代著名的中医临床家、教育家、改革家和养生家，北京四大名医之一。毕生致力于中医事业的发展，提倡中西医结合，为中医事业的发展和人才培养作出了不可磨灭的贡献，是近代中医的领袖人物之一。

施今墨先生长期从事中医临床，对老年病很有研究。早在
20世纪50年代，罗马尼亚发明注射普鲁卡因抗衰老的方法，
给了施今墨先生研究益寿抗衰的最初灵感，他认为中国医药宝
库中，蕴藏着极为丰富的抗衰老理论和方药，应该创制出中国
独特的抗衰老药，使人民抗衰强身，健康幸福。

（1）方药的研制萌芽

最初，施今墨先生拿出"神农尝百草"的精神，参阅大量
的中医典籍，认为衰老是由生命过程中肾中精气不断消耗、五
脏虚损、气血阴阳亏虚所致。他以"神气精血之充沛，脏腑功
能健运，经络气血条达"为抵抗衰老之原则，总结出"抗老返
青，必须采取如农业追肥的方式，补养自身新生的机能，主要
在补固精气，保护脏腑。只要精气不散，脏腑不损，天年未尽，
便无死理，即使生机已尽，也可无病而逝"，并提出脏腑功能的
健全、精气神血的充足、经络血脉的畅达是人体抵抗衰老的最
有力保证。集其毕生之临床经验，自配制出"补固精气方"和
"保护脏腑方"，这组方药，早晚分服，一个补气血，一个健脏
腑，各有侧重而又协同增效，并亲身试吃这组方药。

之后又赠予朱蕴山、何香凝、张钫、王季范、李根源、熊
瑾玎、仇鳌、冯友兰、孙伏园等20余位友人，随后逐渐向自己

的患者推广试吃。大家服用后普遍反映，精力旺盛，吃饭好了，睡眠好了，起夜的次数也明显少了，很多老年常见疾病都有所缓解。除个别人服用后有偏燥热感觉（减量后燥热消失），其他无任何副作用。辛亥革命元老、著名爱国人士张钫先生还亲书短文谈他服药后的感觉，并建议推广生产此药。

1959 年，施今墨先生在中国人民政治协商会议第三届全国委员会第一次会议上，作了《关于抗老强身的科学根据、社会基础和医药方案》的发言，提出"保护老年人健康"的提案。他指出"我们提出抗老强身，绝不是幻想长生不老，因为有生必有死，企图长生不老，违反新陈代谢的客观规律……我们提出抗老强身，是从科学上论证人类在一般良好的环境和保健条件下，都可以得到百年以上的长寿"。

同年施今墨先生将补固精气方和保护脏腑方作为国庆献礼献给国家，他希望此药方可以普及到平常百姓家，使所有的中华儿女身体得到保健。但是，由于原材料成本较高、生产工艺复杂，随即又赶上三年困难时期等一系列客观原因，施今墨先生想要将这种抗老益寿的新药推广到寻常百姓家的愿望迟迟未能实现。1982 年，施今墨先生的后人施小墨名医将补固精气方及保护脏腑方的药方无偿捐赠给北京市医药总公司，由北京同仁堂制药厂负责试制生产这种抗老益寿药。北京同仁堂根据施氏抗老延年经验方研制而成益肾强身丸和防衰益寿丸。

（2）方药的研究应用

1985 年前后，两药方由北京同仁医院、天津医学院、北京大学进行了相关的药理和临床研究。现代研究也表明益肾强身丸和防衰益寿丸有一定的抗衰老作用。临床试验发现，服用益肾强身丸和防衰益寿丸后，能明显提高机体免疫、抗衰老、增强和保护心功能、扩张血管、改善循环系统和微循环、保肝和改善造血功能、降血脂、抗癌、抗突变，以及促进消化和改善消化系统功能等。

药学实验研究表明，两个抗衰老方药的急性、亚急性动物实验均未发现任何毒性反应，对小鼠有抗疲劳、耐缺氧和升高血红蛋白作用，对小鼠有一定的提高免疫功能作用和有一定的类可的松样作用，以及促进消化功能；可使果蝇平均寿命延长 20%，相当于人类 15 年的寿命；对 D- 半乳糖所致衰老模型小鼠具有一定的抗氧化抗衰老作用；具有明显提高成年小鼠性功能，改善勃起功能的作用，包括明显增加精子数量、精子活动率，减少精子畸形率，显著提高勃起功能相关指标 cGMP 的水平。网络药理学研究初步探究并验证了防衰益寿丸抗衰老作用的核心活性成分（人参皂苷类成分、山奈酚、花生四烯酸、原阿片碱等）及关键靶基因（如 *AKT1*、*TNF*、*CASP3*、*MAPK1*、*HMOX1* 等），网络关系构建及通路富集（如糖尿病并发症 **AGE-RAGE** 通路、**TNF** 信号通路、**MAPK** 信号通路等），揭示了药物抗衰老的潜在通路和机制，体现了中药的多成分－多靶点－多途径的药理作用，为进一步深入阐释其抗衰老机制奠定了基础。这些研究成果进一步支持了补肾填精抗衰老的科学性。

2004 年益肾强身丸和防衰益寿丸再次上市以后，有学者进行了 26 个市 1089 例的随访和总体评价，未发现明显的不良反应，总有效率为 77.46%，其中对慢性疲劳综合征、脑梗死、慢性肾炎或肾功能不全、更年期综合征、低血压、贫血等病种效果较好。两药早晚配合服用，不仅能有效改善胸闷气短、乏力、健忘、失眠多梦、腰膝酸软、脑力减退、须发早白等衰老症状，还可以使患者摆脱畏寒肢冷、五心烦热、盗汗自汗、食欲不振、月经不调、小便频数等症状的困扰。

临床还发现益肾强身丸和防衰益寿丸对虚证引起的失眠健忘、腰酸耳鸣、脑力减退、须发早白等疗效显著，对内分泌失调、自身免疫性疾病、亚健康、过敏性鼻炎、贫血和低血压、癌症放化疗后、高血糖、血脂异常等中医辨证属气血不足、阴阳两虚而偏于阳虚证者效果明显。

两药还成为癌症患者辅助补益的良药,患者被化疗减损了"正气"时,它可助患者补益脾肾,益气养血,补固精气,保护脏腑,提高机体免疫力,在不影响治疗疾病本身疗程的情况下,而达到辅助治疗效果,给不少患者带来福音。

总之,施今墨先生的这一组对药,经过了20世纪50年代的创方、80年代的初次上市和2004年再次面向市场三个阶段,长达半个多世纪,足以说明科研成果从推出到广泛应用历程的艰辛。如今,两药正服务于社会大众,其作用机制和临床效果与《"健康中国2030"规划纲要》《健康中国行动(2019—2030年)》提出的中医养生治未病、促进健康老龄化的指导思想不谋而合,也彰显了施今墨先生"治病求本"与善"治未病"的"上工"名家风范。

疾病向来是影响寿命的巨大因素。益肾强身丸和防衰益寿丸创方者施今墨先生认为,所有疾病的发生,尤其是慢性病的发生和发展,究其根本是由五脏功能衰退、阴阳失调,也就是机体衰老所致。要想有效抵御突发或慢性疾病,以及延缓慢性疾病的发展速度和并发症的出现就要抗衰老。长生久视历来是人们的渴望，但真正能寻求到一种好的抗老防衰药却绝非易事。益肾强身丸和防衰益寿丸既适用于延缓衰老，也适用于多种退行性相关疾病、疑难病以及亚健康的早期干预。两方合用正是通过补精气、固脏腑、五脏通调，以及行气、化瘀、祛痰、消积等方式实现了抗老防衰，为人体这块田地不断补给肥料，使生命之花大放异彩。

二、七宝美髯丸

"七宝美髯丸"这个名字起得颇具文学色彩，一听药名便令人产生发乌须黑、身强体健的画面感。这幅画面感容易让人联想到"性感"，而"性感"传递的信息就是"很有生育的可能"。怪不得相传明朝的嘉靖皇帝早年不得子嗣，正是方士邵元节献上此方，嘉靖皇帝服之，方才有子。

方中所说的"七宝"分别是乌须发的制何首乌、补血养肝的当归、益精血的枸杞子和菟丝子、壮阳固精的补骨脂、强筋健骨的牛膝以及健脾渗湿的茯苓。在这些药物的共同作用下，七宝美髯丸达到了补肝肾、益精血的效果。而本方主治的须发早白、牙齿摇动、遗精盗汗、腰酸带下、筋骨痿弱、腰膝酸软、带下清稀等问题，正是人们现在经常提及的早衰现象。通过前文的学习我们知道，牙齿、骨骼的问题与肾有很大关系，原因在于肾主骨生髓。而须发的生长速度以及筋和韧带的问题则与肝有关，因为肝主筋且有生发之性。不难看出，无论是外在的"美髯"，还是内在的抗衰，人们都要看到补肝肾、益精血的重要性。

这里还要和大家着重说说七宝美髯丸中的"髯"字。"髯"实际上是胡须和头发的统称。通常来讲：须发的黑白与肾的关系更大，而生长速度的快慢则与肝的疏泄能力关系密切。我们常常听到的，肾之华在发、肝藏血且有生发之性、发为血之余等中医观点恰恰说明了肝肾功能的强弱可以直接反映在人体的毛发上。该方通过药名巧妙地向人们展示出肝肾功能的强弱与身体功能、外形外貌的关系。现在大家知道了，那些外用的洗护、染发只是治标不治本的权宜之计。当阴阳失调、脏腑功能衰退时，人体通常会发出信号，那些令人不安的症状可能是身体在向你发出预警，我们一定不能熟视无睹。

最后，值得一提的是，可以通过七宝美髯丸治疗的白发、脱发问题一定是由于肝肾亏虚、精血不足引起的。换句话说，即早衰导致的。有些脱发、白发的情况七宝美髯丸就不适用，比如湿气重或者血虚风盛、脾胃虚弱、肝郁气滞者效果不佳。在辨别上交给大家一个方法，那就是肝肾亏虚、早衰所引起的白发、脱发通常来说会有其他兼证，如牙齿松动、盗汗、腰腿酸软，女子带下、男子遗精等其他早衰之相。再次强调：大家一定要在辨证的情况下合理用药。

七宝美髯丸抗衰老现代研究

国际公认，在抗衰老药物作用研究中，必须进行以生物寿命实验为主，包含衰老组织形态、生理、生化等多方面的综合实验，才能比较可靠地评价药物的抗衰老作用。

能否延长生物的整体寿命，是国际衡量抗衰老药物作用的首要实验方法，据研究表明，七宝美髯丸与维生素 E 均有显著性延长家蚕寿命和细胞繁殖传代的存活寿命的作用，但七宝美髯丸在延长整体生物家蚕的平均寿命、最高寿命、次高寿命和半数死亡寿命方面效果显著优于维生素 E。结合多方面的实验结果表明，七宝美髯丸比维生素 E 具有更良好的抗生物整体衰老的作用。

人们认为，自由基（也称游离基）与绝大部分疾病以及人体的衰老有一定关联。自由基作为人体垃圾，能够促使某些疾病的发生和机体的衰老。虽然自由基会对机体产生诸多危害，但是在一般条件下人体细胞内也存在着清除自由基、抑制自由基反应的体系，它们有的属于抗氧化酶类，有的属于抗氧化剂。像超氧化物歧化酶（SOD）就是一种主要的抗氧化酶，能清除超氧化物自由基，在防御氧的毒性、抑制老年疾病以及预防衰老等方面起着重要作用。根据相关实验结果，七宝美髯丸能显著降低大龄白鼠血浆氧自由基与多聚不饱和脂肪酸反应的产物过氧化脂质（LPO）含量；还能显著性升高大龄白鼠超氧化物歧化酶水平。

七宝美髯丸为补益延寿方剂，该方以补肾为主，其组方中补肾方药占大多数，如枸杞子、何首乌、补骨脂、菟丝子等，现代医学研究认为，补肾药对机体的组织细胞和基本结构成分有普遍的增强和保护作用，有助于机体的各种低下水平能量的恢复，能提高神经体液调节功能，促进免疫功能，改善能量代谢，通过调补肾气可达到延缓衰老的目的。

组方中活血药有牛膝、当归，现代药理研究表明活血化瘀能够抑制血小板激活，改善血液流变性，抗脂质氧化，改善脂质代谢紊乱作用。

临床研究表明，七宝美髯丸可减少自由基对机体的损害，能提高机体抗氧化活力，调整脂质代谢紊乱，调节体内激素水平，起到补肾壮阳、抗老防衰、延年益寿的作用，这正是其延缓衰老的重要机制。

三、人参固本丸

固本，即巩固根本。在中医理论中，肾为先天之本、脾是后天之本，那些先天不足、后天失养、大病重病、迁延不愈的人容易在"根本"上出现这样或那样的问题，如阴虚气弱、虚劳、咳嗽、心悸气短、骨蒸潮热、腰酸耳鸣、遗精盗汗、大便干燥等。如果你有上述症状，那么极有可能正处于气阴两虚的状态中。气阴两虚是中医术语，"气"是指人体内活力极强且肉眼不可见的精微物质，是推动和调控脏腑功能的动力。为了便于理解，这里给大家举两个例子，比如具有防御作用的气可能类似于现代医学所说的免疫球蛋白一类的物质，有些人动辄外感就是气虚的表现；而具有固摄作用的气可能是调节平滑肌等组织的成对的神经递质类物质，固摄能力不足就可能出现遗精、汗多等症状。再说"阴"，阴在人体内起到凉润、宁静、沉降、抑制的作用，一旦不足就会出现阴不能制阳所引起的一系列问题，如潮热、大便干燥等。

那么，在现实生活中有哪些常见的气阴两虚人群呢？例如，伤气耗血的产后术后便秘人群；因肺气虚、肠道阴血不足引起的老年性便秘人群；气阴两伤的糖尿病人群；阴虚气弱的更年期人群；点灯熬油、伤阴耗气的高考人群；生命能量处于低水平徘徊的低血压、甲状腺功能减退人群；低免疫、亚健康、压力大的人群等。这些都是气阴两虚的典型人群，也是人参固本丸的适用人群。

说起滋阴益气、固本培元的人参固本丸，其组方精妙实在是值得一提。其中，熟地、山茱萸、山药在方中起到"三补"的作用；泽泻、牡丹皮、茯苓则承担"三泻"的责任。也就是说，在对肾、肝、脾三经进行补益的同时，派出三位助手对这三经的邪气进行疏泄，否则一味进补效果往往大打折扣。而地黄、麦冬、天冬在方中起到滋阴、生津、除烦的作用。最后，大家通过人参固本丸的名字，便可看出人参在此方中的重要性。第一，人参大补元气。元气由秉承于父母的先天之精所化。久病不愈、汗吐泻、大出血都会引发元气虚脱。第二，人参对于脾、肺、心、肾四脏的气虚证都有明显的补益作用。就以上两点功效来讲，其他补气药难以和人参相比。第三，生津止渴。

除了益气生津的间接效果，人参还有生津止渴的直接作用。比如涉及脾、肺、肾三脏的糖尿病就兼具气虚以及阴虚。在实际临床中，对于糖尿病的治疗就经常用到人参。第四，安神。人参常常被用于治疗心气虚所引起的心悸、失眠。第五，人参可通过消除脑疲劳，从而达到益智的目的。比如人参可以在一定程度上缓解脑力工作者的疲劳感。

通过上述讲解，相信你对人参固本丸已经有了一定的了解。如果你有因气阴两伤所导致的种种症状，不妨试试人参固本丸这一经典方药。争取在能量和功能层面消除疾病，而不要让其发展到人体的物质、器质层面。

人参固本丸抗衰老现代研究

人参固本丸组方由宋·叶大廉的《叶氏录验方》的人参固本丸与宋·钱乙的《小儿药证直诀》的六味地黄丸化裁而来。现代药理表明，六味地黄丸具有调节免疫、抗肿瘤、降血糖、降血脂等作用。天冬补脾生水，地黄补肾养阴，人参补脾益气，三药并称"三才"，是调治补益常用的基础方。由三才加熟地、麦冬组成，益气养阴，使气血旺盛。多用于心肺肾气阴两虚，具有延缓衰老的作用。

现代药理研究证明，人参固本丸对小鼠有明显的抗疲劳、耐缺氧、清除自由基、抗氧化延缓衰老的作用，还可提高机体免疫力，降低海马神经元凋亡，增强记忆学习能力。网络药理学和分子对接技术分析发现，人参固本丸通过多成分 - 多靶点 - 多通路发挥功效的整体调节。人参固本丸包含五脏归经，以肾经为主，有五脏同调、药性温和、气阴同补等特点，可通过提高免疫力、保护心血管系统等起到补益作用，对机体的整体调节大有裨益，既能治已病，还可治未病。

临床应用发现人参固本丸适用于气阴两虚的慢性支气管炎、慢性肾炎、白细胞减少症、肺结核病、放化疗及放化疗后肿瘤患者、老年虚性便秘及术后便秘患者、低血压患者、糖尿病患者、更年期综合征人群，也适用于长期熬夜导致的亚健康人群、体弱需增强免疫力的人群。

四、乌鸡白凤丸

提到乌鸡白凤丸，女性朋友应该不会陌生，是日常生活中熟知的用于治疗妇科疾病的中成药，该药有补气养血、滋补肝肾的功效，是由明代龚廷贤《寿世保元》中乌鸡丸加减而成，经过历代医家应用疗效显著。方中重用乌鸡，补阴血，滋肝肾，清虚热，为君药。人参、黄芪、山药补气健脾；熟地、当归、白芍、川芎、丹参养血调经；鹿角霜、鹿角胶补肝肾，益精血；鳖甲、生地、天冬滋补阴液，清虚热，共为臣药。香附疏肝理气，调经止痛；银柴胡清退虚热；芡实、桑螵蛸、牡蛎收敛固涩止带，为佐药。甘草调和诸药，为使药。除了妇科调经之外，乌鸡白凤丸还可以从其他方面改善我们的健康状况，乌鸡白凤丸中最主要的是乌鸡，《本草纲目》中记载乌鸡有滋补身体虚劳羸弱的作用，现代医学研究表明，乌鸡体内的黑色素是乌鸡发挥抗衰老作用的物质基础，能有效清除机体在代谢过程中产生的自由基、吸收紫外线辐射，除此之外，乌鸡还可以增强免疫细胞活性，增加老年人对病原体的抵抗能力。乌鸡白凤丸中的黄芪、当归、白芍等中药材，对老年人的免疫功能有一定的调节作用，能够提高抗氧化能力、促进新陈代谢、抗炎抗病和促进机体分化从而起到延缓衰老的效果。

乌鸡白凤丸适用于以下人群：肾虚体弱、腰膝酸软、头晕耳鸣、失眠等症状者；气血两虚、面色苍白、乏力等症状者；有痛经、月经不调等问题的女性朋友；患有慢性支气管炎、肺气肿等呼吸系统疾病的患者；患有便秘、肠道功能紊乱等问题者；患有浮肿、尿频、尿急等泌尿系统疾病者；患有口腔溃疡、疮疖等问题者；有面色苍白、气血不足等问题者；有免疫力低下、易感冒等问题者；中老年人。

从现代药理学方面来看，乌鸡白凤丸有良好的降血脂、预防骨质疏松作用，以及对神经细胞的保护作用。临床上对于老年性气血不足引起的便秘、中风后痴呆、围绝经期综合征等也有很好的效果。

包君丽，高欣元，李伟，等，2021. 中医治疗阻塞性睡眠呼吸暂停综合征的研究进展[J]. 广西医学，43（12）：1497-1500.

陈广田，曹兰秀，2021. 中医临床治疗阿尔兹海默病研究进展[J]. 新乡医学院学报，38（6）：593-596.

陈慧冰，吴辉，2022. 基于"毒损脉络"学说的病机新视角探讨高血压病的防治[J]. 广州中医药大学学报，39（12）：2939-2943.

陈明琪，黄世敬，2022. 黄世敬教授从"肾虚髓减脑消"论治老年失眠症的经验总结[J]. 中国医药导报，19（11）：147-150.

陈雪宝，孙兴利，谌洪俊，2023. 糖尿病前期的体质分布及客观指标相关性研究[J]. 贵州中医药大学学报，45（2）：95-100.

陈宇洁，韩芳，钱小顺，等，2022. 老年睡眠呼吸暂停综合征诊断评估专家共识[J]. 中国全科医学，25（11）：1283-1293.

程桂花，2012. 枸杞子抗衰老作用的临床研究[J]. 中国医药指南，10（34）：287-288.

程海波，李柳，沈卫星，等，2022. 癌毒病机辨治体系的构建[J]. 南京中医药大学学报，38（7）：559-564.

程江涛，刘清毅，杨印楼，等，2017. 降钙素原和端粒酶在胸腔积液鉴别诊断中的作用研究[J]. 中国医学创新，14（36）：115-121.

崔丽花，2010. 从中医衰老理论认识细胞衰老与肿瘤[J]. 吉林中医药，30（9）：747-749.

崔巍，赵洪艳，王燕嬉，2006. 人参皂甙抗衰老的研究进展[J]. 中国老年学杂志，26（11）：1578-1581.

崔学军，姚敏，2023. 颈椎病中西医结合诊疗专家共识[J]. 世界中医药，18（7）：918-922.

戴尧仁，高崇明，田清溧，等，1987. 施今墨抗衰老丸制备液对小鼠脑和肝B型单胺氧化酶活性及果蝇寿命的影响[J]. 中西医结合杂志, 7 (4): 224-225, 197.

董阳, 李敬华, 王家明, 2023. 中医治疗高脂血症临床研究进展[J]. 中国中医药图书情报杂志, 47 (4): 170-173.

傅光碧, 羊薇, 潘佳幸, 等, 2023. 功能性视力下降的病因和诊疗的研究进展[J]. 中国中医眼科杂志, 33 (4): 392-394.

高益民, 2005. 施今墨的经典方药: 益肾强身丸、防衰益寿丸[J]. 首都医药, 12 (7): 37-53.

高益民, 2008. 施今墨"御品"二次开发上市后的再评价[J]. 首都医药, 15 (14): 15-18.

高益民, 肖萍, 2021. 国医巨匠施今墨——纪念施今墨诞辰140周年[M]. 北京: 中医古籍出版社, 147-151.

高玉敏, 王名洲, 张文高, 等, 1994. 人参固本口服液研究. 山东中医学院学报, (18)5348-351.

顾瑜蓉, 李华斌, 2022.《中国变应性鼻炎诊断和治疗指南(2022年, 修订版)》解读[J]. 中国眼耳鼻喉科杂志, 22 (2): 209-211.

郭凤红, 范鹏, 刘冬银, 等, 2023. 基于"形神兼顾、动静结合"理论防治颈椎病刍议[J]. 中华全科医学, 21 (5): 861-863, 885.

郭在强, 刘杨杰, 2019. 关于《素问·上古天真论》人体衰老规律的分析[J]. 现代医药卫生, 35 (23): 3641-3644.

韩璐, 罗婷婷, 王珊, 2023. 原发性高血压患者血压控制效果的影响因素[J]. 中国卫生工程学, 22 (2): 214-216, 219.

何琪杨, 刘光慧, 保志军, 等, 2019. 中国衰老与抗衰老专家共识(2019年)[J]. 老年医学与保健, 25 (5): 551-553.

贺润铖, 宁一博, 黄芷棋, 等, 2021. 基于网络药理学探究防衰益寿丸抗衰老作用及实验验证[J]. 世界科学技术-中医药现代化, 23 (11): 4117-4132.

侯安继, 陈腾云, 彭施萍, 等, 2004. 茯苓多糖抗衰老作用研究[J]. 中药药理与临床，20（3）：10-11.

侯俊林，陈苇菁，连至诚，2009. 动物和人类的寿命与百岁老人[J]. 中医药信息，26（5）：4-9.

胡小钰，杨豫正，姚晓玲，等，2023. 论痛风的中医治疗思路[J]. 贵州中医药大学学报，45（2）：5-8，12.

黄坚，2020. 每个人都逃不过老花眼[J]. 开卷有益（求医问药），（10）：10-11.

黄可泰，夏素琴，1993. 梅契尼可夫与关于衰老起因的自身中毒学说[J]. 自然杂志，15（4）：44-46.

黄牧华，魏颖，董竞成，2019. 中国传统医学延缓衰老的研究进展[J]. 中华中医药杂志，34（10）：4735-4739.

黄又彭，2009. 人体衰老和衰老疾病[J]. 家庭科学·新健康，（3）：24-25.

黄芷棋，宁一博，贺润铖，等，2021. 益肾强身丸和防衰益寿丸改善小鼠生殖功能研究[J]. 中南药学，19（11）：2275-2279.

蒋锐沅，荣震，满婷婷，等，2020. 基于“阳化气，阴成形”理论探讨原发性肝癌的病因与治法[J]. 四川中医，38（4）：33-36.

蒋元韬，陈艳林，刘宴君，等，2023. 从“湿、热、瘀”论治活动期类风湿关节炎[J]. 云南中医中药杂志，44（5）：94-98.

孔令禹,2023.人参固本口服液联合辅助化疗对乳腺癌患者术后疗效及生活质量的影响.河北医药，(45)3：392-394，398.

李冰冰,王嵬,支运霞，等,2022.基于网络药理学和分子对接分析人参固本口服液的物质基础和机制研究.河北医药，(44)2：297-302.

李亥兰，2021. 过敏性鼻炎-哮喘综合征的中医体质特点研究[D]. 北京：北京中医药大学.

李红蓉，张世雄，李雅文，等. 2023. 人参抗衰老研究进展[J]. 中国实验方剂学杂志.

李建生，2003. 老年医学概论[M]. 北京：人民卫生出版社，25

李凌鸥, 刘东方, 2017. 胰岛β细胞衰老与糖尿病相关性研究进展[J]. 现代医药卫生, 33 (21): 3233-3235.

李满意, 刘红艳, 陈传榜, 等, 2021. 肩痹的证治[J]. 风湿病与关节炎, 10 (12): 42-44, 48.

李若男, 杨俊, 张静, 等, 2023. 线粒体质量控制系统在心脏衰老中的研究进展[J]. 实用医学杂志, 39 (8): 1052-1057.

李苏弟, 任彦玉, 张秀秀, 2022. 颈椎解剖与运动[J]. 人人健康, (17): 36.

李霄, 宋蒙恩, 王银珊, 2015. 糖尿病中医理论研究现状[J]. 生物技术世界, 12 (8): 81.

李新梅, 钟言, 梁蕴瑜, 等, 2021. 老年高血压患者血管衰老与中医证素情况分析[J]. 广州中医药大学学报, 38 (1): 6-10.

李娅, 钱艳云, 王燕, 2023. 中医药治疗类风湿关节炎的研究概况[J]. 云南中医中药杂志, 44 (6): 82-85.

李延婷, 巩勋, 姜泉, 等, 2021. 气象要素对类风湿关节炎中医证候分布的影响[J]. 中华中医药杂志, 36 (1): 386-389.

李怡, 雷佳慧, 曲紫玥, 等, 2022. 过敏性哮喘的研究进展[J]. 中国临床医生杂志, 50 (12): 1395-1398.

梁倩倩, 张霆, 2023. 肩周炎中西医结合诊疗专家共识[J]. 世界中医药, 18 (7): 911-917.

刘晶, 邹伟, 安利佳, 2008. 从现代衰老学说谈地黄的抗衰老作用研究进展[J]. 辽宁中医杂志, 35 (6): 952-955.

刘茜, 杨青青, 莫莎, 等, 2022. 衰老机制及乌鸡抗衰老作用研究进展[J]. 生物化工, 8 (1): 153-157.

刘欣, 吴雪芬, 易丽贞, 等, 2022. 血脂异常与中医体质关系研究[J]. 中医临床研究, 14 (33): 12-14.

陆金宝, 周如倩, 刘仁人, 等, 2002. 老年人肾虚及其证型的调查研究[J].

上海中医药大学学报, 16 (1): 22-23.

陆寿康, 施小墨, 2019. 施今墨九药组方特点及具体应用[J]. 中医杂志, 60 (18): 1543-1545, 1571.

马渊, 张永祥, 2002. 下丘脑-垂体-性腺轴与衰老[J]. 军事医学科学院院刊, 26 (4): 311-313.

聂姣, 罗淋铷, 马熙, 等, 2023. 痛风的中医发病认识及探讨[J]. 风湿病与关节炎, 12 (4): 52-55.

宁一博, 张雨婷, 程龙, 等, 2019. 益肾强身九和防衰益寿九干预衰老小鼠作用研究[J]. 中国药理学与毒理学杂志, 33 (9): 745.

裴宇鹏, 杨关林, 陈智慧, 等, 2018. 从"脾主运化"基本概念诠释脾藏象理论模型[J]. 中华中医药学刊, 36 (12): 3010-3013.

彭红诚, 卢建东, 2023. 中医药治疗高尿酸血症研究进展[J]. 世界中西医结合杂志, 18 (2): 419-424.

漆伟, 雷伟, 严亚波, 等, 2014. 冬虫夏草药理学作用的研究进展[J]. 环球中医药, 7 (3): 227-232.

钱琦, 2020. 老花不可拒, 多法来延缓[J]. 江苏卫生保健, 22 (12): 42.

乔路革, 王玮, 康良. 2017. 浅析《本草纲目》从脾胃论治衰老[J]. 中华中医药学会.

瞿延晖, 张六通, 梅家俊, 等, 2002. 七宝美髯丹对衰老生物学影响的综合实验研究[J]. 中国实验方剂学杂志, 8 (3): 20-23.

沈玮, 詹向红, 2016. 中医衰老病机与五脏相关性的理论探讨[J]. 辽宁中医杂志, 43 (8): 1630-1633.

史亦男, 张楠, 崔圆, 等, 2016. 氧化应激与糖尿病及其血管并发症研究进展[J]. 中国老年学杂志, 36 (18): 4664-4666.

宋昊翀, 孙冉冉, 张惠敏, 等, 2015. 衰老的中医理论研究[J]. 中华中医药杂志, 30 (6): 1889-1893.

宋思淼, 王玲, 2023. 基于"筋骨 经脉"理论从肝、脾、肾三脏论治类风湿关节炎[J]. 中医临床研究, 15 (12): 10-14.

宋翼, 2014. 衰老与抗衰老的中医研究进展[J]. 时珍国医国药, 25 (12): 3031-3032.

宋紫腾, 李莹曼, 徐旭, 等, 2022. 肉苁蓉延缓衰老功能因子及作用机制研究[J]. 中国现代中药, 24 (12): 2408-2421.

孙艺, 严道南, 2018. 国医大师干祖望从五脏一体观角度治疗耳聋、耳鸣方法探析[J]. 四川中医, 36 (11): 17-18.

谭峰, 管华全, 樊巧玲, 2021. 人参固本口服液治疗放化疗骨髓抑制机制探讨. 世界中医药, (16)22: 3363-3366.

唐嘉琪, 吴斌, 曹文富, 2023. 基于"治未病"思想论治高尿酸血症[J]. 实用中医药杂志, 39 (5): 1025-1026.

田贤, 韩宝银, 2023. 山药药食保健功能及开发利用研究进展[J]. 中医药导报, 29 (1): 108-111.

王国庆, 刘伟, 黄菲, 2023. 基于中医药调整体质偏颇探讨糖尿病前期的防治[J]. 江西中医药, 54 (4): 11-14.

王金玲, 2014. 浅析高血压形成与五脏的关系[J]. 光明中医, 29 (5): 898-899.

王平, 2002. 中医药抗衰老的理论与应用[J]. 实用老年医学, 16 (2): 79-81.

王瑞杰, 张丽, 王钢, 等, 2023. 腰椎退行性病变中、西医诊治研究进展[J]. 甘肃科技纵横, 52 (1): 92-95.

王帅, 田会玲, 孙润权, 等, 2020. 基于"通督启神"理论指导下不同针刺方式治疗阿尔兹海默症的理论探析[J]. 世界科学技术-中医药现代化, 22 (8): 2665-2669.

魏晓燕, 2023. 治疗过敏性鼻炎中西医结合有妙招[J]. 人人健康, (7): 28-29.

魏玉洁, 郑巧, 周宏君, 等, 2023. 基于正气亏虚思想的中医药防治肿瘤研究进展[J]. 中医药临床杂志, 35 (4): 655-660.

吴钟琪，2023. 类风湿关节炎[J]. 中国实用乡村医生杂志，30（1）：18-19.

夏得胜，马晓凤，张烨，等，2022. 隔姜药灸联合针刺治疗脾肾阳虚型过敏性鼻炎的疗效观察[J]. 上海针灸杂志，41（11）：1111-1116.

夏乐旐，谭爱华，王平，等，2022. 老年痴呆历代治法演变考[J]. 中国中医基础医学杂志，28（7）：1049-1051，1055.

夏世金，孙涛，张伟，等. 2013. 呼吸系统的衰老研究[J]. 中华临床医师杂志（电子版），7（2）：481-485.

肖萍，2022. 大爱泽世、无私献方：施今墨抗衰老经典名方背后的故事[J]. 现代养生，22（18）：1610-1612.

谢烽，朱东，方凡夫，等. 2014. 太极拳运动与功能锻炼对肩周炎康复效果的对比研究[C]. 北京：第十三届亚洲运动医学大会.

谢慧，赵小君，张玉萧，等，2023. 健脾滋肾法针药合用治疗低言语识别性耳聋的疗效观察[J]. 中国中西医结合耳鼻咽喉科杂志，31（1）：6-9，80.

谢玲，赖仁胜，吕晔，等. 2005. 中药延缓围绝经期卵巢衰老及功能下降机制的研究进展[J]. 江苏中医药，（9）：59-61.

谢晚晴，郑洪新，2017. 腰椎退行性病变的中医"督-肾-骨失调"病机理论研究[J]. 中国中医基础医学杂志，23（11）：1530-1532.

熊轶敏，贾明月，肖锶瑶，等，2021. 从阳论治变应性鼻炎经验[J]. 环球中医药，14（9）：1663-1666.

徐百鸿，刘同坤，郑功泽，等，2019. "治未病"防治高脂血症的临床效果[J]. 中国民康医学，31（15）：130-131，134.

薛红丽，赵佩霞，1999. 补肾活血抗自由基损伤延缓衰老的研究进展[J]. 实用老年医学，13（1）：34-35.

杨磊，岳广欣，樊新荣，等，2022. "阳不入阴"不寐病机涵义探讨[J]. 中国中医基础医学杂志，28（5）：676-678，694.

杨谋，陈祖琨，2023. 从肝脾论治耳鸣耳聋[J]. 中国民族民间医药，32（7）：66-68

杨宁，李如娟，辛光，等，2022. 从阿尔茨海默病的防治到抗衰老的临床进展[J]. 河北医药，44（18）：2842-2845, 2851.

杨善岚，吴磊，涂嘉欣，等，2022. 自由基致衰老的研究进展[J]. 中华疾病控制杂志，26（5）：589-594.

杨曙东，易无庸，杨清，等，2008. 保肾汤防治肾衰老104例临床研究[J]. 中医药学报，36（4）：48-49.

杨巍，路遥平，王放，2023. 免疫衰老：人类疾病的助推器[J]. 国际老年医学杂志，44（2）：129-134.

杨玉杰，陆明，朱⊠，2023. 高尿酸血症流行病学调查进展[J]. 保健医学研究与实践，20（3）：173-177.

姚晓渝，周恩平，余美娟，等，1991. 人参固本（丸）口服液抗氧化作用研究[J]. 山东中医学院学报，15（6）：67-68, 70.

叶锦霞，梁日欣，王岚，2008. 氧化应激与心血管疾病的关系研究进展[J]. 中国实验方剂学杂志，14（10）：68-70.

尹金磊，2015. 《黄帝内经》耳鸣耳聋与五脏相关性理论分析[J]. 中国中医基础医学杂志，21（7）：781-782.

俞洋，2020. 眼的胚胎发育与五轮学说[J]. 辽宁中医杂志，47（10）：51-53.

袁莉华，王巧银，1993. 衰老、脂褐素与皮肤褐色斑[J]. 西安交通大学学报（医学版），14（3）：287-289.

张存泰，陶军，田小利，等，2019. 血管衰老临床评估与干预中国专家共识（2018）[J]. 中华老年病研究电子杂志，6（1）：1-8.

张丹，熊钰，刘佳惠，等，2023. 中国居民癌症防治核心知识知晓现状及其影响因素的Meta分析[J]. 肿瘤预防与治疗，36（6）：476-485.

张国欣，曹双艳，2005. 七宝美髯丹改善衰老症状的机制[J]. 中国临床康复，9（31）：152-154.

张敏，2022. 中医药抗衰老：抗衰方剂发展演化与实践[M]. 北京：北京出版社.

张敏，王海东，史恒蔚，2023. 基于"无湿不成痹"理论探讨脾与类风湿关节炎的相关性[J]. 风湿病与关节炎，12（5）：38-41，56.

张敏，赵太济，张新华，等，2000. 枸杞子抗衰老保肝等实验研究综述[J]. 时珍国医国药，11（4）：373-375.

张淑兰. 2005. 失眠的药物治疗研究进展[J]. 中华中西医学杂志，3（12）：51-52.

张思维，郑荣寿，孙可欣，等，2023. 2016年中国恶性肿瘤分地区发病和死亡估计：基于人群的肿瘤登记数据分析[J]. 中国肿瘤，32（5）：321-332.

张骁，2010. 国内外医药信息集粹[J]. 中国制药信息，2：37-40.

张效科，苏虹霞，段玉红，2022.《中国糖尿病足防治指南（2019版）》中医治疗部分解读[J]. 现代中医药，42（2）：17-19.

赵俊男，徐凤芹，2022. 中西医结合防治血管衰老的思考与展望[J]. 中西医结合心脑血管病杂志，20（19）：3470-3473.

赵萌，詹晓蓉，2023. 高尿酸血症相关并发症研究的进展[J]. 心血管康复医学杂志，32（2）：156-160.

郑德采，李震，郑杰，等，2023. 中医药治疗肩周炎临床研究进展[J]. 新中医，55（11）：46-50.

郑健，霍晓奎，王妍，等，2018. 野生及人工繁育冬虫夏草调节免疫和抗衰老作用的对比研究[J]. 中国药学杂志，53（20）：1742-1747.

中国老年学学会衰老与抗衰老科学委员会，2014. 中国衰老与抗衰老专家共识（2013年）[J]. 中国中西医结合杂志，34（2）：133-135.

周恩平，李运伦，杨勇，等，1997. 人参固本口服液的药理实验研究[J]. 山东生物医学工程，16（4）：45-48.

周静，许一凡，2019. 柏子仁化学成分与药理活性研究进展[J]. 化学研究，30（4）：429-433.

周密，郭海彬，2017. 乌鸡白凤丸药理作用研究与临床应用概述[J]. 中医药临床杂志，29（5）：742-745.

周强，赵锡艳，逄冰，等，2012. 仝小林教授运用大柴胡汤治疗代谢性疾病验案解析[J]. 环球中医药，5（10）：754-757.

周小芳，柴可群，余志红，2023. 温阳法在恶性肿瘤中的应用思考[J]. 中国现代医生，61（4）：125-128.

周莹，刘军彤，杨宇峰，等，2022. "治未病"思想应用于糖尿病不同阶段的研究概况[J]. 辽宁中医药大学学报，24（11）：58-61.

周雨珊，伍建光，2019. 阻塞性睡眠呼吸暂停综合征的中西医研究进展[J]. 江西中医药，50（10）：74-77.

Bulterijs S, Hull R S, Björk V C E, et al, 2015. It is time to classify biological aging as a disease[J]. Frontiers in Genetics, 6: 205.

Childs B G, Baker D J, Kirkland J L, et al, 2014. Senescence and apoptosis: dueling or complementary cell fates?[J]. EMBO Reports, 15（11）：1139-1153.

Demanelis K, Jasmine F, Chen L S, et al, 2020. Determinants of telomere length across human tissues[J]. Science, 369（6509）：eaaz6876.

Di Meo S, Venditti P, 2020. Evolution of the knowledge of free radicals and other oxidants[J]. Oxidative Medicine and Cellular Longevity, 2020: 1-32.

Hayflick L, Moorhead P S, 1961. The serial cultivation of human diploid cell strains[J]. Experimental Cell Research, 25（3）：585-621.

Mansouri A, Gattolliat C H, Asselah T, 2018. Mitochondrial dysfunction and signaling in chronic liver diseases[J]. Gastroenterology, 155（3）：629-647.

Orgel L E, 1963. The maintenance of the accuracy of protein synthesis and its relevance to ageing[J]. Proceedings of the National Academy of Sciences of the United States of America, 49（4）：517-521.

Richter C, 1987. Biophysical consequences of lipid peroxidation in membranes[J]. Chemistry and Physics of Lipids, 44（2/3/4）：175-189.

Romanella S M, Roe D, Paciorek R, et al, 2020. Sleep, noninvasive brain stimulation, and the aging brain: challenges and opportunities[J]. Ageing Research Reviews, 61: 101067.

Scheltens P, De Strooper B, Kivipelto M, et al, 2021. Alzheimer's disease[J]. The Lancet, 397 (10284) : 1577-1590.

Valicenti-McDermott M, Burrows B, Bernstein L, et al, 2014. Use of complementary and alternative medicine in children with autism and other developmental disabilities[J]. Journal of Child Neurology, 29 (3) : 360-367.

Wang X Q, Wang W J, Peng M Y, et al, 2021. Free radicals for cancer theranostics[J]. Biomaterials, 266: 120474.

天人合一——十二时辰养生

当身体阴阳失衡、脏腑失调时我们固然可以通过中药来纠正身体的偏性，从而达到抗衰防老、却病延年的作用。而日常作息对健康、寿命的影响同样是不可忽视的。中医向来把人看作是自然的一部分，因此在抗衰防老的问题上向来有着天人合一、因天之序的观念，即特别重视天时物候变化对人体生理、病理的影响。在本书最后，笔者为大家奉上"子午流注"，即人体十二条经络在十二个时辰中的盛衰规律。希望大家在生活作息上能够顺应自然，与自然界的天时物候变化"同频共振"，保持最佳的身心状态。

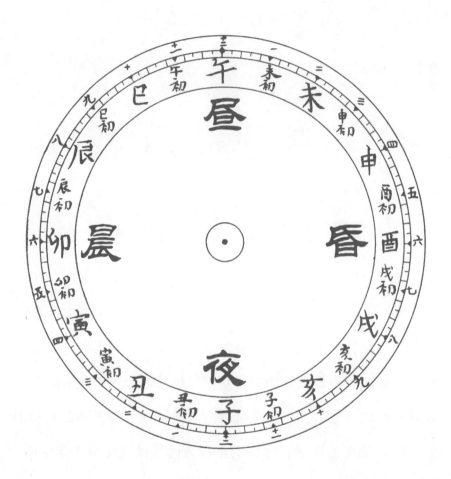

23：00～1：00（子时），胆经最旺

子时是一天当中最黑暗的时刻，然而物极必反，此时阳气也开始生发。只不过初生的阳气还很弱小，因此古人以鼠来象征这一时段。由于胆主生发，其他脏腑功能的正常与否，与胆的生发能力息息相关，因此我们万不可损伤此时初生的阳气。人在子时以前入睡，胆才能完成正常代谢，清晨醒来头脑清晰、气色红润。反之，错过子时入睡者，胆汁会因无法正常代谢而逐渐结晶，日积月累形成结石。

1：00～3：00（丑时），肝经最旺

肝藏血，人的思维和行动都要依靠肝血的支持。中医认为，人体废旧的血液需要被淘汰、新鲜的血液需要被生成。这种新陈代谢通常是在肝经最旺的丑时完成的，即凌晨1：00～3：00。"人卧则血归于肝"，如果长期丑时不在睡眠状态中，人就容易性情暴躁，面色青灰，精神疲倦，易生肝病。在现实生活中，我们发现那些罹患肝囊肿、脂肪肝、肝硬化、肝癌的人群，在凌晨1：00～3：00就十分容易醒来或者根本无法入睡。

3：00～5：00（寅时），肺经最旺

"肺朝百脉"。肝在丑时将血液推陈出新后，便会把新生血液提供给肺，通过肺输送给全身。而这一过程是在凌晨3：00～5：00的深度睡眠中完成的。在实际生活中，由于老人的气血相对亏虚，因此常常早醒。此时如果再强行晨练，就会因气血分配不周而诱发心肌梗死。因此，建议老人不要过度热衷于晨练，尤其是隆冬季节。而中青年频繁地在3：00～5：00醒来，则证明了气血不足的事实。

通过以上对胆经、肝经、肺经流注特点的介绍，我们不难发现：即使人的睡眠是从23：00算起，至凌晨5：00结束，整个睡眠阶段也覆盖了好几条经络和脏器的调养生息。因此，失眠、易醒、熬夜，不论是主观的睡眠障碍还是客观的睡眠障碍，对人体的伤害都是巨大的。

5：00～7：00（卯时），大肠经最旺

"肺与大肠相表里"。由于在上一时段肺将充足的血液输布至全身，且促使大肠进入兴奋状态。此时机能健康的人体侧重于清晨5：00～7：00排出食物残渣。因此，晨起排便可谓是我们的"头等大事"，这不仅有利于我们保持肠道健康，同时表明你拥有良好的新陈代谢能力。

7：00～9：00（辰时），胃经最旺

健康的人在这一时段会自然而然地感觉到饿。种类丰富的早饭不会令你发胖，中医认为一天之中，人体的阳气在上午最旺，而阳气能够化万物。更何况下一时段是脾经当令，吃进去的食物很快就会被运化。现代医学也建议人们早上吃得应该像个皇帝，中午像个平民，而晚上应像个乞丐，与中医观点不谋而合。

9：00～11：00（巳时），脾经最旺

脾是消化、吸收、排泄的总调度，又是人体血液的统领。中医认为，脾和肺同属太阴，都起到分配气血的作用。不同的是，脾输布给人体四肢百骸的气血是经过胃腐熟食物后生成的，因此"好好吃饭"的重要性是不言而喻的。那些暴力减肥和霸道节食的方式都是中医极为反对的。脾经发达的人头脑灵活，在思维上有着较强的关联性，善于解决问题。从小注重健脾的孩子，长大后意志力也会比较坚强。

11：00～13：00（午时），心经最旺

午时，一天当中最热的时段，人体却"一阴初生"。人在11：00～13：00，如果能小睡一会儿，对于养心是人有好处的，

古人称之为"盗天机",也就是观察天地运行之道、根据自然规律行事。如果我们可以根据天时的变化,经常令人体在这一特定时段达到心肾相交的状态,对养生是大有益处的。

13:00～15:00(未时),小肠经最旺

13:00～15:00小肠经当令,由于心与小肠互为表里,一些心脏疾病的早期表现就会出现在这一时段。如果你常常在13:00～15:00出现胸闷、气短、心慌的现象,你就该关注一下你的心功能了。我们说人体有两个脏腑应时刻保持火热,那就是互为表里关系的心和小肠。心要鼓动气血、小肠要化分清浊、吸收水谷精微中的营养。小肠在中医又称"赤肠",一旦小肠温度过低,肠道里的消化酶就无法正常工作,人就会出现腹泻、食入特定食物过敏等现象。从这些方面来看,人还真要有一副"热心肠"才行。

15:00～17:00(申时),膀胱经最旺

由于膀胱经的循行路线途经颅腔,因此人的头脑在申时十分灵活,古人恰恰以猴来代表。所以我们常讲"朝而授业,夕而习复",说的就是要在申时对一天的学习内容进行一番认真复习。很多人午饭后容易困倦,通常是因为人体的气血被调动到

胃部帮助消化，从而大脑昏沉、睡意浓浓。但无论如何，一个健康的机体不该在下午 15：00～17：00 昏昏沉沉，如果此时你仍旧提不起精神，那说明膀胱经阳气已然不足。

17：00～19：00（酉时），肾经最旺

由于肾主藏精，人体会在酉时进入储藏精华的阶段。现实生活中有的人常常在 17：00～19：00 发低热，就是肾气大伤的表现。甚至一些人在这个时段突发心肌梗死，多是平日里过度透支肾精所致。所以说在一天当中酉时，我们不宜殚精竭虑、劳行苦神。

19：00～21：00（戌时），心包经最旺

在中医理论中，心是五脏六腑之大主，乃君主之官，不能受邪。如果邪气入侵，则由心包代为受过。心包作为心脏外面的包膜，无疑是心的保护组织、气血通道。在戌时，心包经气血最为旺盛，可有力地清除心脏周围的邪气。作为日常保健，我们可常在此时弹拨腋下极泉穴，并从上至下敲打两臂内侧，从而达到化解郁闷、养护心肺的目的。

21：00～23：00（亥时），三焦经最旺

三焦经是六腑中的最大一腑，具有主持诸气、疏通水道的

作用。故有"亥时三焦通百脉"一说。在电磁污染和光污染日趋严重的今天，如果我们可以在这一时段安然入睡，那么人体百脉将会得到很好的休养生息。其实，抗衰防老、延年益寿本就是在点滴生活中慢慢实现的。自亥时以后，人体作为一个复杂的生命系统，又将进入一个新的轮回。